Sabine Pork
Ernährung bei Krebs – Entlastende und stärkende Gerichte

W0175822

Diolch yn fawr iawn,
dear Ann Thomas (Anglesey),
für deine Inspiration.

Naturheilkunde für Zuhause

Ernährung bei Krebs

Entlastende und stärkende Gerichte

Sabine Pork

3., bearbeitete Auflage

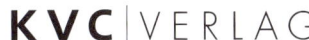

KVC Verlag
NATUR UND MEDIZIN e. V.
Am Deimelsberg 36, 45276 Essen
Tel.: (0201) 56305 70, Fax: (0201) 56305 60
www.kvc-verlag.de

Pork, Sabine
Ernährung bei Krebs – Entlastende und stärkende Gerichte

Wichtiger Hinweis: Für Angaben über Dosierungsanweisungen und Applikationsformen kann vom Verlag keine Gewähr übernommen werden. Jede Dosierung oder Applikation erfolgt auf eigene Gefahr des Benutzers. Geschützte Warennamen (Warenzeichen) werden nicht besonders kenntlich gemacht.

ISBN 978-3-945150-75-7
© KVC Verlag – NATUR UND MEDIZIN e. V., Essen 2017, 3., bearb. Aufl.

Das Werk mit allen Teilen ist urheberrechtlich geschützt. Jede Verwertung außerhalb der Bestimmungen des Urheberrechts ist ohne schriftliche Genehmigung des Verlages unzulässig und strafbar. Kein Teil des Werkes darf in irgendeiner Form ohne schriftliche Genehmigung des Verlages reproduziert werden. Geschützte Warennamen werden nicht immer besonders kenntlich gemacht. Aus dem Fehlen eines entsprechenden Hinweises kann also nicht geschlossen werden, dass es sich um einen freien Warennamen handelt.

Fotos: Sabine Bungert
Gestaltung: eye-d Designbüro, Essen
Druck: Union Betriebs-GmbH, Rheinbach

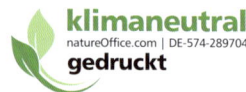

klimaneutral
natureOffice.com | DE-574-289704
gedruckt

Vorwort

Liebe Leserinnen und Leser,

als Ordnungstherapeutin und Leiterin des Projektes „Integrative Onkologie" an den Kliniken Essen-Mitte habe ich täglich mit Krebspatienten Kontakt. Die häufigste Frage, die mir in meinen Gesprächen mit den Patienten gestellt wird, lautet: „Was kann ich selbst tun?" Die gute Nachricht: Sie können selbst sehr viel zu Ihrem Gesundungsprozess beitragen.

Naturheilkundliche Therapien stärken die Selbstheilungskräfte unseres Körpers. Ihr Nutzen bei Krebserkrankungen ist sogar wissenschaftlich belegt. Zum Beispiel zeigen Studien, dass ein gesunder Lebensstil die Lebensqualität von Krebspatienten erhöht – und zugleich das Risiko für eine Krebserkrankung senken kann.

Ein gesunder Lebensstil entsteht durch gesundheitsförderliches Alltagsverhalten. Aber was ist ein gesunder Lebensstil? Die integrative Medizin, die auch die moderne Ordnungstherapie umfasst, erklärt dies anhand des „Tempels der Gesundheit". Seine Säulen sind alltägliche und vertraute Handlungen wie Bewegen, Essen, Atmen, Entspannen sowie das tägliche Waschen des Körpers, das als „Wasserreiz" Teil der naturheilkundlichen Selbsthilfe ist. Sie müssen keine zusätzliche Zeit investieren, wenn Sie die einzelnen Säulen stärken möchten. Versuchen Sie lediglich, die alltäglichen Erledigungen bewusst gesundheitsförderlich einzusetzen. Der Schlüssel zu einem gesunden Lebensstil ist Achtsamkeit im Alltag – nehmen Sie sich und die Pflege Ihrer Gesundheit wichtig!

Dieser Ratgeber beschäftigt sich mit der Säule „Ernährung". Denn zwischen dem, was wir täglich auf unseren Teller legen und einem Krebsgeschehen besteht ein sehr komplexer Zusammenhang. Fest steht, dass Obst und Gemüse Antioxidantien enthalten, die unsere Zellen vor schädlichen Umwelteinflüssen schützen. Die Farb- und Aromastoffe der Pflanzen besitzen sogar eine krebshemmende Wirkung. Kaufen Sie so bunt wie möglich ein – und achten Sie dabei auf naturbelassene und wenig verarbeitete Produkte.

Unsere tägliche Ernährung bedeutet nicht nur die ausreichende Versorgung mit Nährstoffen, sondern sie ist vor allem auch ein Akt der Selbstfürsorge. In dem, was wir essen, und wie wir die tägliche Nahrung zu uns nehmen, zeigt sich, wie sorgsam wir mit uns und unserem Körper umgehen.

Kaufen Sie Ihre Lebensmittel mit Bedacht und verarbeiten Sie möglichst nur wertvolle Zutaten. Denn sie sind ein Stück unserer Mutter Erde. Durch eine bewusste Ernährung können wir auch unsere Verbundenheit mit der Schöpfung spüren. Gehen Sie über den Markt und staunen Sie über die unendliche Fülle an Farben, Formen und Geschmacksrichtungen – der Tisch ist reich gedeckt. Nehmen Sie einzelne Lebensmittel in die Hand, fühlen Sie, riechen Sie – und lassen Sie ihre Energie auf sich wirken.

Der Bereich des sinnlichen Erfahrens sollte sowohl beim Essen, als auch bei der Zubereitung der Speisen nicht zu kurz kommen. Nehmen Sie Farbe, Geruch und Geschmack der verschiedenen Nahrungsmittel bewusst wahr. Genießen Sie die Zubereitung Ihrer Speisen und die Mahlzeit mit allen Sinnen – und am besten in Gemeinschaft mit anderen. Studien zeigen, dass gerade auch die soziale Unterstützung im privaten Umfeld wichtig für eine erfolgreiche Genesung ist. Ich wünsche Ihnen gutes Gelingen beim Ausprobieren der Rezepte.

Folgende Geschichte möchte ich Ihnen mit auf den Weg geben: Ein Zen-Mönch wurde einmal gefragt, welche geistlich-religiösen Übungen er pflege. Er antwortete: „Wenn ich esse, dann esse ich. Wenn ich sitze, dann sitze ich. Wenn ich stehe, dann stehe ich. Wenn ich gehe, dann gehe ich." Darauf der Frager: „Das ist doch nichts Besonderes. Das tun doch alle!" Da meinte der Mönch: „Nein, wenn du sitzt, dann stehst du schon. Und wenn du stehst, dann bist du schon auf dem Weg."

Herzlichst Ihre Anna Paul

Inhalt

Teil 1:
Ernährung bei Krebs –
Eine Einleitung

Lebensstilveränderung

Für Menschen, die an einer chronischen Erkrankung leiden, stellt sich immer die Frage, was sie selbst tun können, um auf die Krankheit Einfluss zu nehmen. An erster Stelle steht die Veränderung des Lebensstils. Studien zeigen, dass ein gesunder Lebensstil die Lebensqualität von Krebspatienten erheblich verbessern kann. Als gesichert gilt, dass regelmäßige Bewegung wie Joggen oder Walken das Krebsrisiko senkt. Ein weiterer Bereich des Lebensstils, der auf die Entstehung und den Verlauf von chronischen Erkrankungen Einfluss nimmt, ist die Ernährung. In diesem Bereich können Sie als Patienten viel selbst unternehmen.

Wir stellen uns in diesem Buch vor allem folgenden Fragen: Wie sieht eine gesunde Ernährung aus? Was kann durch eine Ernährungsumstellung erreicht werden? Gibt es Rezeptvorschläge, die einfach umzusetzen sind?

Unser Kochbuch ist eine Hilfestellung für Betroffene. Die unterschiedlichen Rezepte sollen eine Anregung sein – zum Ausprobieren, Nachkochen und Weiterentwickeln.

Unsere Erklärungen sind allgemein gehalten und für Menschen mit krebsbedingter starker Mangelernährung weniger geeignet.
Bitte besprechen Sie jede Ernährungsumstellung mit dem behandelnden Arzt!

Ernährung bei Krebs

Fakt ist, dass es keine allgemeingültige und medizinisch empfohlene Krebsdiät gibt. Nach allem, was die Wissenschaft heute an Erkenntnissen liefert, gibt es keine Ernährungsform, mit der sich eine Krebserkrankung gezielt heilen lässt. Wer sich selbst auf die Suche begibt, wird schnell sehr viele unterschiedliche Diätangebote finden. Die Wirksamkeit dieser Diäten ist jedoch nicht bewiesen – manche Diäten sind fragwürdig bis schädlich. Sicher ist, dass eine bewusste Ernährung Beschwerden lindert und den Krankheitsverlauf beeinflusst. Als gesicherte Erkenntnisse können wir Ihnen außerdem an die Hand geben:

- Chemo- und/oder Radiotherapie werden besser vertragen, wenn der Gesamtorganismus in einem guten Ernährungszustand ist. Komplikationen treten dann seltener auf.
- Eine bewusste Ernährung kann vor ungewolltem Körpergewichtsverlust und vor Mangelernährung schützen. Umgekehrt kann Übergewicht, das zudem als Risikofaktor für eine Krebserkrankung gilt, abgebaut und ein gesundes Gewicht mittel- und langfristig beibehalten werden.
- Beschwerden, die möglicherweise unter einer Therapie auftreten, kann gezielt diätetisch entgegengewirkt werden – so wird auch das Gefühl der Hilflosigkeit reduziert.
- „Essen und Trinken halten Leib und Seele zusammen". Das bedeutet: Wenn man – soweit möglich – gesunde und leckere Speisen isst, kann man die Lebensqualität erhalten oder nach der Therapie wieder herstellen. Bekömmliches und schmackhaftes Essen verbessert das Allgemeinbefinden.
- Stoffwechselvorgänge laufen reibungsloser, wenn dem Organismus alle Stoffe – z. B. Vitamine, Mineralien, Eiweiße – in ausreichender Menge angeboten werden.

Bitte beachten Sie, dass Veränderungen der Lebensgewohnheiten Zeit brauchen. Setzen Sie sich nicht unter Druck, sondern versuchen Sie, Ihre Ziele in kleinen Schritten umzusetzen. Das ist oft erfolgreicher, als sofort alles ändern zu wollen.

Natürlich sollten Sie auch während der Chemo- und/oder Radiotherapie gesund essen – aber überfordern Sie sich nicht. Denn gerade Therapien oder Schmerzen können dazu führen, dass Sie nicht essen mögen oder es wirklich nicht können. Nehmen Sie sich kleine Mahlzeiten vor – und sehen Sie auch eine kleine Menge, die Sie essen konnten, als Erfolg an.

Erkenntnisse aus der Wissenschaft

Die Unterstützung der körpereigenen Kräfte durch eine individuell sinnvolle Ernährung verbessert möglicherweise die Heilungschancen – oder kann in schweren Fällen zumindest das Fortschreiten der Erkrankung verlangsamen. Dies lässt sich aus zahlreichen Versuchen ableiten.

Dass die Ernährung für Gesundheit und Wohlbefinden eine tragende Rolle spielt, gilt als unbestritten. Doch wie genau eine gesundheitsfördernde Kost aussieht und welche Empfehlungen gelten sollen, darüber existieren unterschiedliche, teilweise widersprüchliche Auffassungen. Bei einigen chronischen Erkrankungen, wie zum Beispiel Herz-Kreislauferkrankungen oder Diabetes, weiß man recht genau, welche Ernährungsweise den Krankheitsverlauf positiv beeinflusst. Bei Krebserkrankungen ist das Bild weniger eindeutig, doch kann man auch hier wesentliche Bausteine herausarbeiten.

Das Amerikanische Institut für Krebsforschung hat die Erkenntnisse aus der Forschung zusammengefasst und stellt sie auf ihrer Internetplattform unter www.aicr.org/reduce-your-cancer-risk/diet/ zur Verfügung. Hier die wichtigsten Empfehlungen:

- Normales Körpergewicht halten oder anstreben.
- Körperlich aktiv werden – am besten täglich.
- Auf energiedichte Nahrung, z.B. Salamipizza, Croissants, Chips und zuckerhaltige Getränke, verzichten.
- Ausreichend trinken – aber wenig oder keinen Alkohol.

- Überwiegend pflanzliche Lebensmittel essen. Fleischkonsum reduzieren. Essen Sie vor allem wenig oder kein rotes Fleisch und vermeiden Sie Wurstwaren.
- Keine verschimmelten Nahrungsmittel essen.
- Weniger Salz verwenden und chemische Konservierungsstoffe vermeiden.
- Vorwiegend frische Lebensmittel essen, anstatt Nahrungsergänzungsmittel einzunehmen. (Anders ist es, wenn ein Mangel festgestellt wird, der gezielt ausgeglichen werden sollte.)

Zum Thema Soja bei hormonrezeptorpositiven Brusttumoren zeichnet sich ein Erkenntniswandel durch neue Studienergebnisse ab. Wurde Krebspatientinnen bislang davon abgeraten, phytoöstrogenreiche Lebensmittel (wie z. B. Sojaerzeugnisse) zu essen, zeigen neue Daten, dass 1–2 Portionen Sojaprodukte unbedenklich sind. Bei manchen Krebsarten zeigt sich sogar eine Tendenz zum Schutz gesunder Zellen unter Strahlentherapie. Mehr dazu unter www.aicr.org/publications/newsletter/2013-fall-121/a-bright-outlook-for-soy-and.html.

Nahrungsergänzung

Starke Schluckbeschwerden und Appetitlosigkeit können dazu führen, dass eine ausreichende Versorgung mit Nährstoffen und Energie über die normale Kost nicht mehr sicher gestellt ist. In diesen Fällen kann die Einnahme von Nahrungsergänzungsmitteln sinnvoll sein, um Ihren Körper mit allem, was er braucht, zu versorgen. Überflüssig sind diese Mittel jedoch, wenn Sie sich ausreichend und abwechslungsreich ernähren. Und: Die künstlichen Produkte können eine ungesunde Ernährung nicht aufheben.

Jede Nahrungsergänzung muss mit dem behandelnden Arzt besprochen bzw. von diesem verordnet werden.

Sekundäre Pflanzenstoffe

Sekundäre Pflanzenstoffe, auch Phytochemicals genannt, sind in Pflanzen enthaltene Substanzen, die schädlich oder nützlich sein können. Es gibt mittlerweile Arbeitsgruppen, die sich mit diesen nützlichen Stoffen und ihrer Wirkung auf Tumorerkrankungen beschäftigen. Nach heutigem Wissensstand scheint die Gesamtkombination der Inhaltsstoffe von Pflanzen eine entscheidende Rolle für die biologische Wirksamkeit zu spielen. Dies lässt die Schlussfolgerung zu, dass natürliche Lebensmittel sich nur schwer durch Nahrungsergänzungsmittel ersetzen lassen.

Die folgende Übersicht zeigt eine Reihe von sekundären Pflanzenstoffen, die in der unterstützenden Krebstherapie von Bedeutung sein könnten (modifiziert nach DGE):

Sekundäre Pflanzenstoffe	Enthalten in folgenden Lebensmitteln	Mögliche Gesundheitseffekte
Flavonoide (Farbstoffe rot, blau, lila, gelb)	Äpfel, Birnen, Trauben, Kirschen, Pflaumen, Beerenobst, Zwiebeln, Grünkohl, Auberginen, Soja, schwarzer und grüner Tee	▪ Senken das Risiko für bestimmte Krebserkrankungen ▪ Antioxidativ ▪ Blutdrucksenkend ▪ Entzündungshemmend
Phenolsäuren (Abwehrstoffe der Pflanze)	Kaffee, Tee, Vollkornprodukte, Weißwein, Nüsse, Kräuter	▪ Senken das Risiko für bestimmte Krebserkrankungen ▪ Antioxidativ

Carotinoide (Farbstoffe gelb, orange, rot)	Karotten, Tomaten, Paprika, grünes Gemüse (Spinat, Grünkohl), Grapefruit, Aprikosen, Melonen, Kürbis	▪ Senken das Risiko für bestimmte Krebserkrankungen ▪ Antioxidativ ▪ Entzündungshemmend
Phytoöstrogene	Getreide und Hülsenfrüchte (z. B. Sojabohnen), Leinsamen	▪ Senken das Risiko für bestimmte Krebserkrankungen ▪ Antioxidativ
Glucosinolate (Abwehrstoffe der Pflanze)	Alle Kohlarten, Rettich, Radieschen, Kresse, Senf	▪ Senken das Risiko für bestimmte Krebserkrankungen ▪ Antibiotisch ▪ Antioxidativ
Sulfide (Duftstoffe)	Zwiebeln, Lauch, Knoblauch, Schnittlauch	▪ Senken das Risiko für bestimmte Krebserkrankungen ▪ Antibiotisch ▪ Antioxidativ

Unterstützende Ernährung

Küchenhygiene und Keime

Es gibt ein paar Dinge, auf die Sie vor allem während der Therapie achten sollten. Wichtig ist, die Belastung durch Keime – die im schlimmsten Fall zu Krankheitserregern werden können – so gering wie möglich zu halten. Hier ein paar Tipps:

- Hygiene in der Küche ist sehr wichtig, saubere Hände und saubere Arbeitsflächen sind das A und O.

- Beim Einkaufen auf das Mindesthaltbarkeitsdatum achten, auf die Frische unverpackter Lebensmittel und auf einwandfreie Verpackungen.
- Überprüfen Sie, ob Ihr Kühlschrank auch wirklich kalt genug ist.
- Schützen sollten Sie sich vor allem vor Schimmel an Lebensmitteln. Bewahren Sie Nüsse deshalb immer im Kühlschrank auf.
- Zum Abschmecken immer saubere Löffel oder Gabeln benutzen.
- Wenn Sie unsicher sind, vermeiden Sie Rohkost und essen Obst und Gemüse leicht gegart.

Regionale und saisonale Lebensmittel

Eine Krebserkrankung betrifft oft nicht nur ein Organ, sondern zieht den ganzen Körper in Mitleidenschaft. Wenn Sie trotz der Erkrankung normal essen können, dann empfehlen wir Ihnen eine abwechslungsreiche, vollwertige Ernährung, wie sie auch alle gesunden Menschen zu sich nehmen sollten. Durch eine gesunde Ernährung nehmen Sie alle nötigen Nährstoffe in ausreichenden Mengen auf und führen Ihrem Körper so viel Energie zu, wie er braucht.

Achten Sie darauf, besonders viel frisches Obst und Gemüse aus der Region zu essen. Hier findet sich besonders viel an sekundären Pflanzenstoffen, Antioxidantien und Ballaststoffen. Regionale Produkte haben den Vorteil, dass sie reifer geerntet werden und dadurch bekömmlicher und vitalstoffreicher sind. Im Internet finden Sie zahlreiche Saisonkalender, die Ihnen beim Einkauf helfen. Eine ausführliche Übersicht bietet der aid-Saisonkalender (www.aid.de/verbraucher/saisonkalender.php), etwas übersichtlicher sind z. B. www.alnatura.de/Kochen und Geniessen/Saisonkalender oder www.regional-saisonal.de/saisonkalender-gemuese.

Bioprodukte schneiden bezüglich der Pestizidbelastung besser ab als Produkte aus konventionellem Anbau. Insbesondere bei Milchprodukten kann es sich lohnen, wählerisch zu sein. Man sollte sich klar machen, welche Unterschiede in der Tierhaltung und vor allem auch in der Fütterung bestehen. Letzteres führt bei Biomilchprodukten zu einem günstigeren Fettsäuremuster, zum Beispiel enthalten die Bioprodukte mehr Omega-3-Fettsäuren.

Berücksichtigen Sie bei der Auswahl Ihrer Lebensmittel Ihre Vorlieben und Verträglichkeit – aber probieren Sie ruhig auch mal etwas Neues aus. Vielleicht schmecken Ihnen bestimmte Sorten besser, als Sie gedacht – oder als Sie Ihnen früher geschmeckt haben. Unser Geschmacksinn verändert sich im Laufe der Zeit.

Wasser

Wasser ist das beste Lösungsmittel. Genug zu trinken, ist eine wesentliche Voraussetzung für einen reibungslosen Stoffwechsel. Auch Ausscheidungsprozesse werden so gefördert. 1½–2 Liter sollten Sie pro Tag trinken, davon mindestens die Hälfte reines Wasser. Es empfiehlt sich, morgens auf nüchternen Magen ein bis zwei Gläser warmes Wasser zu sich zu nehmen. Das regt den Stoffwechsel an, und der Körper kann besser entgiften. Wenn Sie einen Liter Wasser etwa 15 Minuten abkochen, in eine Thermoskanne füllen und über den Tag verteilt warm trinken, erhöht sich die Wirkung der Entgiftung. Dieses uralte ayurvedische Ritual wirkt auf vielfältige Weise – reinigend, vitalisierend, entschlackend. Reines Wasser ist ohne jegliche Ballaststoffe und versorgt den Körper perfekt mit Flüssigkeit. Warm und abgekocht wird das Wasser bereits nach 1 ½ Stunden wieder ausgeschieden. Wasserlösliche Schlacken, Giftstoffe und auch Krankheitserreger werden dadurch wesentlich schneller aus dem Körper gespült.

Gemüsesäfte, zum Beispiel Möhrensaft, mit etwas Leinöl aufgeschlagen und/oder mit Wasser verdünnt, lässt sich leicht trinken und schmeckt auch lauwarm gut. Gute Durstlöscher sind milde Schorlen, z.B. aus Apfel- oder Traubensaft.

Exotische Früchte

Natürlich dürfen neben den heimischen Früchten auch enzymreiche Exoten (Ananas oder Papaya) und vitaminreiche Süd- und Zitrusfrüchte (Zitrone, Orange) auf dem Speiseplan stehen. Obstsäfte dagegen werden oft nicht gut vertragen, sie eignen sich eher als Schorle (verdünnt mit Wasser) oder in wirklich kleinen Portionen (100–150 ml).

Unter Chemotherapie sollten Sie keinen Grapefruitsaft trinken. Dieser kann die Medikamente – und damit auch die Nebenwirkungen – ungewünscht verstärken.

Während der Chemo- oder Strahlentherapie sollten Sie generell keine Vitamintabletten einnehmen. Die antioxidativen Eigenschaften können die Wirkung der Therapie schmälern. In manchen Fällen kann es sogar sein, dass Sie während der Bestrahlungszeit auf Zitrusfrüchte und andere Obst- und Gemüsesorten ganz verzichten müssen.

Vorsichtig sollten Sie auch bei grünem Tee sein, dieser stört die Wirkung verschiedener Chemotherapien. Sprechen Sie mit Ihrem Arzt!

Nüsse

Nüsse liefern Eiweiße, Kohlenhydrate und hochwertige Fette – eine leckere und gesunde Knabberei für zwischendurch. Wenn Sie diese nicht so gut kauen können oder mögen, kaufen Sie Nuss- oder Mandelmus und essen Sie es auf Brot. Auch Nuss- oder Mandelmilch enthält wertvolle Stoffe.

Rezeptvorschlag:

Ein Esslöffel Nuss- oder Mandelmus auf 200 ml Flüssigkeit, evtl. mit einer halben Banane oder mit etwas Maulbeersirup süßen und mit Vanille oder Zimt würzen, mixen – fertig ist ein stärkendes Getränk. Neben Reis- oder Hafermilch eignet sich auch fettarme Biomilch. Manche mögen es mit lauwarmem Wasser. Nüsse am besten im Kühlschrank lagern.

Fisch und Fleisch

Bevorzugen Sie Fische, die reich an Omega-3-Fettsäuren sind, z. B. Lachs, Hering und Makrele. Omega-3-Fettsäuren haben positive Auswirkungen auf das Immunsystem und hemmen Entzündungsprozesse im Gewebe. Fettreicher Seefisch bietet neben hochwertigem Fett zudem noch Eiweiß, Vitamin D und Jod.

Grundsätzlich empfehlen wir Ihnen eine vegetarische Ernährungsweise. Wenn Sie aber nicht auf Fleisch und Fisch verzichten wollen oder können, dann versuchen Sie bitte, folgende Punkte zu beachten:

- Beim Fleischkauf: Achten Sie auf die Qualität der Produkte. Kaufen Sie Biofleisch, am besten beim Metzger Ihres Vertrauens aus der Region. Regionale Bioprodukte bedeuten kurze Transportwege und besondere Frische.
- Beim Fischkauf: Achten Sie darauf, dass der Fisch nicht aus überfischten Gewässern stammt. Im Handel ist Fisch erhältlich, der das Siegel der Marine Stewardship Council (MSC) trägt. Es garantiert die nachhaltige Fischerei. Um das Siegel zu erhalten, dürfen die Fischereibetriebe nicht mehr Fisch fangen, als nachwachsen kann. Die angewendeten Fangmethoden sollen den Lebensraum in den Meeren nicht zerstören. Laut WWF und Greenpeace sind Alaska-Seelachs (mit MSC-Siegel), Hering und Forelle (europäische Zucht) und Karpfen eine gute Wahl beim Fischkauf.

Essen mit Öl und Gewürzen anreichern

Fette sind Energielieferanten und Träger fettlöslicher Vitamine. Außerdem sind sie Geschmacksträger. Am günstigsten sind einfach ungesättigte Fettsäuren, wie zum Beispiel in Olivenöl und in der Avocado, sowie (mehrfach ungesättigte) Omega-3-Fettsäuren, die in Raps-, Hanf- und Leinöl sowie in Walnüssen enthalten sind. Diese Fette haben eine günstige Wirkung auf Entzündungen und das Immunsystem.

Denken Sie auch an die entzündungshemmende Kraft der Gewürze, z. B. Kurkuma (Gelbwurz), Oregano, Lavendel oder Salbei. Diese kann man in vielen Gerichten leicht unterbringen. Kurkuma können Sie zum Beispiel zum „Färben" von Reis verwenden. Kräuter und Gewürze verbessern außerdem die Bekömmlichkeit vieler Gerichte und liefern weitere Schutzstoffe, wie zum Beispiel ätherische Öle und Terpene. Gerade unsere meist beliebten Garten-, Küchen- und Salatkräuter punkten mit Stoffen, die die Zellen schützen. Die Petersilie ist z. B. reich an Vitaminen und Mineralstoffen, was sie zu einer exzellenten Würzpflanze macht.

Literaturempfehlung
Annette Kerckhoff, Dorothee Schimpf: Die Heilkraft der Gewürze.
Essen: KVC Verlag, 2. Auflage 2017

Hohe Eiweißzufuhr

Wichtig bei einer Krebserkrankung ist eine angemessene Eiweißzufuhr. Eiweiß ist zur Zellbildung, für den Stoffwechsel und das Immunsystem unverzichtbar.

Pflanzliche Eiweißquellen sind Hülsenfrüchte, Getreide und Kartoffeln, Nüsse und Saaten.

Ihre Eiweißbilanz verbessern Sie, indem Sie bestimmte Lebensmittel kombinieren: Kartoffeln mit Ei (z. B. im Kartoffelsalat), Kartoffeln mit Milcheiweiß oder mit Hülsenfrüchten (z. B. Bohnensuppe mit Kartoffeln, Joghurtcocktail als Nachtisch); Getreide mit Milchweiweiß (z. B. Haferporridge mit Milch oder eine Scheibe Dinkelbrot mit Frischkäse).

> Unter den kohlenhydrathaltigen Hülsenfrüchten verursachen die roten Linsen und Mungbohnen die wenigstens Blähungen. Mit diesen Lebensmitteln werden Ballaststoffe gleich mitgeliefert. Sie regulieren die Verdauung und wirken förderlich auf die Darmflora.

Beschwerden wie Durchfall, Verstopfung oder Übelkeit können meistens über eine Ernährungsumstellung gebessert werden. Denken Sie auch an die Hausmittel aus der Naturheilkunde, zum Beispiel Kohletabletten, Ingwer und Leinsamen.

Der Tag vor der Chemotherapie

Am Tag unmittelbar vor der Chemotherapie und am Tag der Chemo ist leichtes Essen angezeigt – je nach Bedarf und Appetit. Halten Sie sich insgesamt an die allgemeinen Empfehlungen für gesunde Ernährung und berücksichtigen Sie Ihre Vorlieben und Abneigungen bzw. Unverträglichkeiten.

Wenn die Nebenwirkungen zwischen den einzelnen Zyklen abklingen, kann der Speiseplan gehaltvoller gestaltet werden. Dadurch werden Mangelerscheinungen vorgebeugt. Durch einen Speiseplan mit hohem pflanzlichen Anteil und wenig Fleisch und Wurst unterstützen Sie eine schonende Entsäuerung.

> Sorgen Sie immer für eine störungsfreie Nahrungsaufnahme, das heißt, kein Fernsehen, kein Radio. Nehmen Sie sich Zeit, und kauen Sie sehr gründlich. Das Frühstück und das Mittagessen können ruhig üppiger ausfallen. Nach dem Essen sollten Sie immer noch einen leichten Appetit verspüren. So bleibt die Magenenergie erhalten und ermöglicht eine gute Verdauung.

Was tun bei Beschwerden?

Appetitlosigkeit

Im Rahmen der Therapie einer Krebserkrankung kommt es bei vielen Patienten zu Appetitlosigkeit. Größere operative Eingriffe, insbesondere im Bereich des Verdauungssystems, aber auch bestimmte Medikamente, wie z. B. Opiate, können den Appetit mindern und die Verdauungsfunktionen beeinflussen. Neben der Appetitlosigkeit leiden viele Tumorpatienten unter Übelkeit und Erbrechen – besonders in der Phase der Chemotherapie. Diese Nebenwirkungen können sich über eine längere Zeit hinziehen. Aber auch nach dem Abklingen der Übelkeit bzw. bei deren effektiver Behandlung klagen viele Patienten noch über eine unterschiedlich ausgeprägte Appetitlosigkeit. Diese kann z. B. auf einer Reizung der Schleimhäute beruhen. Für viele Patienten stellt aber auch alleine das Wissen um eine bösartige Erkrankung, insbesondere eine Krebserkrankung, eine erhebliche psychische Belastung dar, die sich dann körperlich in Form von Appetitlosigkeit ausdrücken kann.

Gegen Appetitlosigkeit können bestimmt Heilpflanzen, z. B. als Tee, eingenommen werden. Sie enthalten Bitterstoffe, die die Verdauungstätigkeit anregen, wenn sie mit den Geschmacksknospen auf der Zunge in Berührung kommen. Hierdurch wird die Produktion von Verdauungssäften, insbesondere von Speichel, Magensaft und Galle, angeregt. Bittere Pflanzen sind der gelbe Enzian, das Tausendgüldenkraut, Artischockenblätter, Löwenzahnwurzel und -blätter, Wermutkraut, Schafgarbe.

Trinkt man einen Heilpflanzentee mit bitteren Pflanzen, sollte er nicht gesüßt werden, da er sonst an Wirkung verliert.

Teerezept gegen Appetitlosigkeit:
- 30 g Engelwurz
- 30 g Kümmelfrüchte, zerstoßen
- 20 g Fenchelsamen, angestoßen
- 10 g Thymiankraut
- 10 g Enzianwurzel

in der Apotheke mischen lassen

Zubereitung und Dosierung:

1 flachen EL Teemischung mit 1 großen Tasse kochendem Wasser überbrühen und zugedeckt 5–10 Min. ziehen lassen, abseihen. Mehrmals täglich eine Tasse Tee, 20–30 Minuten vor den Mahlzeiten, trinken. Achtung: Wenn der Tee zu bitter ist, kürzer ziehen lassen! Nicht süßen!

Erläuterung:

Die Teemischung enthält mit der Enzianwurzel und der Engelwurz Bitterstoffdrogen, mit Fenchel, Kümmel und Thymian Heilpflanzen, die durch ihre ätherischen Öle verdauungsfördernd wirken.

Bei Übersäuerung, Sodbrennen und Hinweisen auf Magenschleimhautentzündung/-geschwür nicht anwenden.

Literaturempfehlung

Annette Kerckhoff, Michael Elies: Tee zum Heilen und Genießen. Essen: KVC Verlag 2015

Bei Appetitlosigkeit hilft außerdem:

- Essen Sie mehrere kleine Mahlzeiten pro Tag statt drei große Gerichte.
- Essen Sie das, was Ihnen schmeckt. Kochen Sie häufiger Ihre Leibgerichte!
- Bewegen Sie sich an der frischen Luft. Machen Sie zum Beispiel vor dem Mittagessen einen kleinen Spaziergang.
- Legen Sie sich einen kleinen Vorrat mit wohlschmeckenden Snacks und Knabbereien an.
- Achten Sie bei den Mahlzeiten auf eine besondere Atmosphäre. Decken Sie sich den Tisch hübsch ein, machen Sie eine Kerze an oder legen Sie schöne Musik auf.
- Essen Sie langsam und in Ruhe.
- Meiden Sie Lebensmittel, die die Magenschleimhaut reizen beziehungsweise den Magen stark belasten (zum Beispiel saure und fette Speisen, scharf Gebratenes, Kaffee, manche alkoholische Getränke).
- Einige Patienten berichten darüber, dass sie gerade gut gewürzte Speisen gerne essen und diese den Appetit anregen. Probieren Sie es für sich aus.

- Lüften Sie Ihre Wohnung jeden Tag gut durch, damit alle alten Essensgerüche verschwinden.
- Denken Sie daran: Bei Erbrechen und Durchfall verliert Ihr Körper sehr viel Flüssigkeit und Salze. Trinken Sie viel – zum Beispiel Gemüsebrühe. Zum Essen sollten Sie allerdings nur kleine Mengen trinken, da es sonst zu einem vorschnellen Völlegefühl kommen kann. Wenn Ihnen das Schlucken schwerfällt, benutzen Sie einen Strohhalm.
- Bei extremen Schluckbeschwerden greifen Sie zu „Astronautenkost" oder Babynahrung aus dem Gläschen.

> Wenn eine angemessene Ernährung problematisch wird, zum Beispiel durch multiple Unverträglichkeiten oder nach Operationen im Magen-Darm-Trakt, will der neue Umgang mit den Lebensmitteln erst einmal gelernt werden. Auch der Körper braucht Zeit für die Anpassung. In solchen Fällen sollte eine persönliche Ernährungsberatung stattfinden (erstattungsfähig durch die Krankenkassen), um ganz individuelle und stimmige Hilfestellung, Empfehlungen und Tipps zu erhalten.

Entzündungen im Mundbereich

Durch die Strahlen- und die Chemotherapie kann es im Mundbereich zu schmerzhaften Entzündungen kommen – die auch leicht zu einer Pilzerkrankung führen können. Mediziner sprechen bei einer Schleimhautentzündung im Mund von einer Stomatitis. Beachten Sie in diesem Fall folgende Empfehlungen:

- Vermeiden Sie harte und bröselige Speisen, die besonders stark im Mund scheuern. Mit Öl, Sahne oder Creme fraiche können Sie die Speisen gleitfähiger machen.
- Gut sind gebundene Suppen wie zum Kartoffelsuppe oder Cremesuppen, klare Suppen sollten Sie etwas andicken.
- Essen Sie lieber viele kleine Mahlzeiten als wenige große.
- Feuchten Sie die Speisen an, indem Sie zum Essen in kleinen Schlucken trinken.
- Bevorzugen Sie weiche oder flüssige Kost; auch mild gewürzte Babykost kann gut sein.
- Vermeiden Sie heiße Speisen und Getränke.

- Sind die Beschwerden sehr stark, können Sie kurzzeitig auf „Astronauten-kost" umsteigen.
- Meiden Sie Nahrungsmittel, die die Schleimhäute zusätzlich reizen. Dazu gehören Zitrusfrüchte, starke und scharfe Gewürze oder stark Gesalzenes. Als Alternative können Sie sehr reifes, nicht saures Obst probieren – zum Beispiel Bananen, Birnen, Mangos, Melonen, süße Weintrauben. Auch gedünstetes Obst – mit ein paar Schmelzflocken gemischt – ist eine bekömmliche Alternative und tut gleichzeitig Magen und Darm gut.
- Fragen Sie Ihren Arzt nach einer geeigneten Mundspülung. Empfehlenswert sind die Tormentillwurzel oder Myrrhe als Inhaltsstoffe. Auch eine Ölspülung verschafft Linderung.

Ölkauen

Bei Entzündungen der Mundschleimhaut bietet sich regelmäßiges „Ölkauen" an. Geeignet sind gute, reine Speiseöle wie Olivenöl oder Sonnenblumenöl. Nehmen Sie möglichst morgens vor dem Frühstück einen Teelöffel bis einen Esslöffel Öl in den Mund und bewegen ihn dort hin und her, d. h. Sie „ziehen" das Öl durch die Zähne. Mit der Zeit emulgiert das Öl, es bildet sich eine weißliche Flüssigkeit. Nach circa 10–20 Minuten spuckt man diese Flüssigkeit aus, säubert den Mund gründlich (mit verdünnter Salbeitinktur spülen) und putzt die Zähne.

Literaturempfehlung

Günther Spahn, Annette Kerckhoff: Nebenwirkungen einer Krebstherapie. Essen: KVC Verlag, 3. Auflage 2016

Über dieses Buch

Die nachfolgenden Rezepte wurden auf der Grundlage von Forschungsergebnissen und meinen eigenen langjährigen Erfahrungen entwickelt. Während meiner Tätigkeit habe ich einen engen Kontakt zu Krebspatienten aufgebaut, die ich während, aber auch nach ihren Therapien begleite. In vielen Gesprächen habe ich mehr über die speziellen Bedürfnisse und Probleme von Menschen mit einer Krebserkrankung erfahren. Dieses Wissen hat mir bei der Auswahl der Rezepte geholfen. Zudem konnte ich viele Rezepte in einer krankenhausinternen Lehrküche gemeinsam mit den Patienten ausprobieren und geschmacklich testen.

Nun sind Sie an der Reihe: Probieren Sie aus und finden Sie heraus, was Ihnen gut tut und schmeckt. Dies macht alleine, vor allem aber in der Gemeinschaft Spaß. Kochen Sie mit Ihrer Familie, mit Freunden und Bekannten. Und denken Sie daran: Auch das Auge isst mit. Decken Sie sich den Tisch schön ein, machen Sie es sich gemütlich. In einer entspannten und angenehmen Atmosphäre fällt auch bei weniger Appetit das Essen leicht.

Ich wünsche Ihnen viel Spaß beim Kochen und einen guten Appetit.

Einkaufsliste

Die folgende Einkaufsliste enthält vor allem haltbare Lebensmittel, die Sie auf Vorrat kaufen können und die häufiger verwendet werden. „Exotische" Zutaten, die nur in einem Rezept vorkommen, werden dort kurz erklärt.

Sie müssen natürlich nicht alle Süßungsmittel oder Milcharten vorrätig haben. Am besten testen Sie erst einmal aus, was Ihnen schmeckt und was nicht und sortieren dann die Einkaufsliste aus. Die meisten Zutaten können Sie mittlerweile im Drogeriemarkt, Reformhaus oder Naturkostladen kaufen. Manches ist vielleicht nur über das Internet erhältlich.

Süßungsmittel:
- Ahornsirup
- Agavensirup
- Honig
- Maulbeersirup (Noni)
- Kokosblütenzucker (Sharkara)
- Stevia

Statt Milch:
- Reismilch

- Hafermilch
- Sojamilch
- Hirsemilch

Gewürze:
- Zimt
- Kardamom
- Vanille
- Kurkuma

Für die Suppen:
- Helle Misopaste

Sonstiges
- Tahin (ein Mus aus gemahlenem Sesam und Meersalz) ist geeignet als Brotaufstrich und zum Einrühren in Soßen – für Sesamfans, die durch das enthaltene Kalzium das wichtigste Knochenmineral zu sich nehmen können.

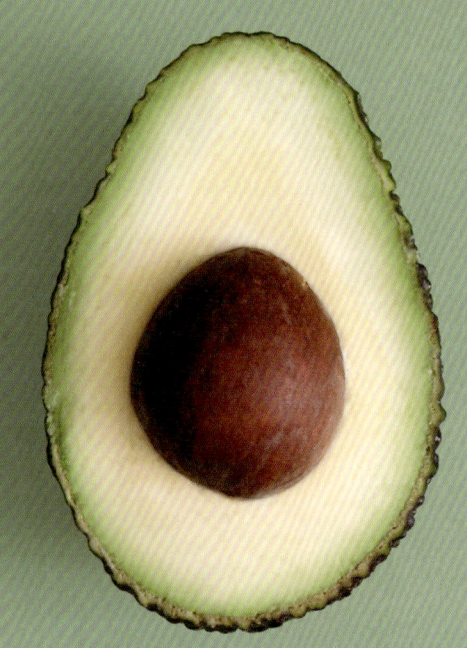

Teil 2: Die Rezepte

Brotaufstriche

Avocadocreme

Zutaten für circa 2 Portionen:
- 1 reife Avocado (gibt auf Druck leicht nach)
- 1 Teelöffel Zitronensaft (wenn unbehandelte Biozitrone zur Hand, auch etwas abgeriebene Schale verwenden) oder 2–3 Esslöffel Sojacuisine (beides verhindert das Braunwerden)
- Salz und Pfeffer

Zusätze als Varianten:
- Mild: 70 g Magerquark, Hüttenkäse oder Frischkäse
- Deftig: 1 kleine Zwiebel oder Schalotte, 1 Knoblauchzehe, fein gehackt
- Herzhaft: 1 Tomate, klein gewürfelt
- Fruchtig: 1 Apfel, klein gewürfelt
- Pikant: Kräuter, gehackt oder fein geschnitten

Zubereitung:

Die Avocado halbieren und entkernen. Das Fruchtfleisch mit einem Löffel ausschälen. Avocado mit einer Gabel zerdrücken und mit allen Zutaten gründlich
vermengen. Abschmecken.

Tipp:

Die Avocadocreme wird schnell grau, weshalb sie idealerweise am selben Tag
aufgegessen wird.

Diese Creme ist reich an Gluthation (antioxidativ), Vitamin B6 und anderen
wertvollen Inhaltsstoffen wie z. B. Serotonin (wichtiger Neurotransmitter).

Hanf-Meerrettichcreme

Zutaten für eine Schale (Frühstück oder Abendbrot):

- 125 g weiche Butter (ersatzweise Sojacuisine)
- 125 g Hanfnüsse, geschält und gemahlen (in einer Ölsaaten- oder Kaffeemühle)
- 1 Esslöffel Meerrettich
- 1 Teelöffel Senf
- 1 Teelöffel Zwiebeln, fein gehackt
- 1 Bund frische Kräuter, z. B. Schnittlauch oder Petersilie, fein gehackt oder geschnitten

Zubereitung:

Alle Zutaten gründlich miteinander vermengen, eventuell mit Kurkuma oder anderen Gewürzen (nach Geschmack) abschmecken. Der Aufstrich hält sich einige Tage im Kühlschrank.

Hanf, eine der ältesten Kulturpflanzen der Menschheit, liefert mit seinen Hanfnüsschen eine interessante Bereicherung des Speisezettels. (Auch wer an einer Nussallergie leidet, kann Hanf gut vertragen.) Das daraus hergestellte Öl zeichnet sich durch ein hervorragendes Verhältnis der Omega-6- zu Omega-3-Fettsäuren aus. Überdies enthält es die wertvolle Gamma-Linolen-Säure. Sie können die Nüsschen knabbern – geschält oder ungeschält und evtl. geröstet. Auch essentielle Aminosäuren sind enthalten, wodurch Hanfnüsschen zur gesunden Eiweißversorgung beitragen.

Hüttenkäse pikant

Zutaten für 2 Portionen:

- 150 g Hüttenkäse (halbfett oder fettarm)
- 1 Teelöffel Currypulver
- 3 kleine Gewürzgurken
- 5 schwarze Oliven ohne Stein
- 1 kleine rote oder gelbe oder orange Paprikaschote (oder ½ große)
- Meersalz, Pfeffer oder Paprikapulver scharf

Zubereitung:

Hüttenkäse mit Curry vermischen. Gewürzgurken in kleine Würfel schneiden. Die Oliven fein hacken. Paprika waschen, putzen und in feine Streifen oder Würfelchen schneiden. Gewürzgurken, Oliven und Paprika unter den Hüttenkäse mischen und abschmecken.

Dieser Hüttenkäse ist reich an Antioxidantien und ein leichter vegetarischer Aufstrich fürs Brot oder Brötchen.

Italienische Petersilienpaste

Zutaten für circa 8 Portionen:

- 100 g Pinienkerne
- 2 Bund Petersilie
- 2 Knoblauchzehen
- 3 Esslöffel Parmesan, frisch gerieben
- 2–4 Esslöffel kaltgepresstes Olivenöl
- 1 Esslöffel Zitronensaft
- Meersalz
- Weißer Pfeffer, frisch gemahlen

Zubereitung:

Die Pinienkerne in einer trockenen Pfanne bei mittlerer Hitze rösten, bis sie goldgelb sind. Auskühlen lassen und fein mahlen. Die gewaschene Petersilie trocken schwenken, von den groben Stielen befreien und fein hacken. Den Knoblauch ebenfalls fein hacken. Die gemahlenen Pinienkerne, die zerkleinerte Petersilie, den gehackten Knoblauch und den Parmesan nach und nach in einem Mörser zerstoßen oder unter Zugabe von Olivenöl portionsweise im Mixer bzw. mit dem Pürierstab zu einer glatten Paste verarbeiten. Mit Zitronensaft, Salz und Pfeffer pikant abschmecken. Im Kühlschrank und luftdicht verschlossen ist die italienische Petersilienpaste bis zu zwei Wochen haltbar.

Variante:

Statt der Pinienkerne können Sie je 50 g Cashew- und Sonnenblumenkerne nehmen.

Petersilie enthält viel Vitamin C, Kalzium, Eisen und Folsäure, was sie für die Blut- und Knochenbildung wertvoll macht.

Milder Linsenaufstrich

Zutaten für circa 6 Portionen:

- 60 g rote Linsen (Rohgewicht)
- 100–120 ml Wasser
- 1 kleine Zwiebel
- 1 mittelgroße Möhre
- Je 1 Teelöffel Majoran, Thymian, Bohnenkraut
- Meersalz, Pfeffer
- 1 Bund Petersilie, gehackt
- 1 EL Rapsöl oder rotes Palmfruchtöl

Zubereitung:

Die Linsen 15 Minuten im Wasser garen. Zwiebel fein würfeln, Möhre grob raspeln und zusammen mit den Linsen pürieren. Zum Schluss gut mit den Gewürzen und dem Fett vermengen. Abschmecken. Gut gekühlt ist der Aufstrich einige Tage haltbar.

Variante:

Zwiebeln und Möhre erst in der Butter anschwitzen, die getrockneten Kräuter mitdünsten. Anschließend mit den pürierten Linsen und den restlichen Zutaten vermengen.

Sie können den Aufstrich mit verschiedenen Linsensorten (rote, braune, schwarze) ausprobieren.

Linsen sind pflanzliche Eiweißlieferanten, die Petersilie enthält viel Vitamin C, Eisen und Folsäure.

Paranussaufstrich

Zutaten für circa 6–8 Portionen:

- 10 Backpflaumen (ungeschwefelt, ohne Stein)
- 200 g Paranüsse
- 1 Esslöffel Maulbeer-, Ahorn- oder Agavensirup oder Honig
- 50–100 ml Hafersahne (je nach Konsistenz) oder Kokoscreme

Zubereitung:

Die Backpflaumen 2–3 Stunden einweichen und anschließend pürieren. Die Nusskerne fein hacken und ohne Fett in der Pfanne etwas anrösten. Mit Süßungsmittel und Hafersahne zu einer cremigen Paste verarbeiten. Die pürierten Backpflaumen unterrühren.

Dies ist ein schmackhafter, ausgesprochen selenreicher, nussig-fruchtiger Brotaufstrich. Selen ist für Schlüsselfunktionen des Immunsystems notwendig.

Frühstück

Amaranthbrei mit Trockenobst

Zutaten für 2 Portionen:

- 70 g Amaranth
- 60 g geschroteter Dinkel
- 25 g getrocknete Mango, Aprikosen oder Sauerkirschen (zur Hälfte evtl. Sultaninen)
- 300 ml Wasser
- 300 ml Birnensaft
- 50 g gehackte Mandeln
- 1 Messerspitze Kardamonpulver
- 1 Prise Salz

Zubereitung:

Trockenfrüchte klein schneiden und (möglichst über Nacht) mit Wasser bedeckt einweichen. Amaranth mit heißem Wasser abspülen (entfernt Bitterstoffe). Wasser, Birnensaft, Amaranth, Dinkel und 1 Prise Salz zum Kochen bringen, unter Rühren bei kleiner Hitze circa 20 Minuten köcheln und danach etwa 10 Minuten quellen lassen. In den letzten 10 Minuten die Trockenfrüchte und evtl. einen Teil des Einweichwassers unterrühren und die gehackten Mandeln dazu geben. Mit Kardamon abschmecken.

Variante:

Mit etwas Apfel-Mangomus servieren.

Mango, Aprikosen und Kirschen enthalten Carotinoide und sind antioxidativ. Amaranth ist ein besonders guter Lieferant von Eiweiß, Vitaminen und Spurenelementen.

Frühstücksbrei

Zutaten für 1 Portion:

- 4 Esslöffel Getreideflocken (z. B. Dinkel, Hafer, Hirse)
- 1 Portion Mandelmilch
- 2 Trockenfrüchte (Datteln, Feigen, Aprikosen) oder ein paar Rosinen, Berberitzen, Maulbeeren usw.
- Etwas Frischobst nach Saison (circa ½ Frucht)
- Gewürze nach Geschmack

Zubereitung:

Die Flocken in der Mandelmilch zusammen mit den Trockenfrüchten aufkochen lassen, von der Hitze nehmen, zugedeckt einige Minuten ausquellen lassen. Umrühren und abschmecken, evtl. mit Zimt, Vanille, Ahornsirup. Das Frischobst entweder zerkleinert unterheben oder als Deko verwenden.

Variante:

Nehmen Sie anstelle von Früchten Aroniasaft (eine hervorragende Vitamin C-Quelle) und umgießen den Brei damit.

Die Flocken versorgen unseren Körper mit Vitaminen, Energie und Eiweiß und enthalten außerdem Ballaststoffe. Die Mandelmilch ist reich an Nähr- und Vitalstoffen.

Haferbrei mit Birnen

Zutaten für 2 Portionen:

- 140 g Hafer
- 300 ml Kuhmilch oder Milch-Alternativen wie Reis- oder Hafermilch (oder Wasser und Milch gemischt)
- 1–2 Birnen (je nach Größe)
- 1 Teelöffel Zitronensaft
- 1–2 Teelöffel Honig

Zubereitung:

Hafer schroten (alternativ im Laden schroten lassen oder Haferflocken nehmen). Die Flüssigkeit in einem Topf auf mittlerer Temperatur erhitzen, bis sie fast kocht. Haferschrot einrühren und kurz aufkochen lassen. Den Topf schließen und bei schwacher Hitze wenige Minuten quellen lassen. Die Birnen (evtl. schälen) in größere Stücke schneiden, Zitrone und Honig zugeben, grob pürieren und unter den Getreidebrei mischen.

> Der Haferbrei sättigt und nährt. Hafer enthält weniger Stärke als andere Getreidesorten und ist dafür sehr reich an Eiweiß, an hochwertigen Pflanzenölen, Mineralstoffen und Vitaminen. Seine speziellen Ballaststoffe tun dem Darm gut.

Hirsefrühstück

Zutaten für 1 Portion:

- 60 g Hirse (mit heißem Wasser waschen, um Bitterstoffe abzuspülen)
- 120 ml Wasser, Hafermilch oder Reismilch
- 1 Esslöffel Rosinen oder andere Trockenfrüchte (z. B. Cranberries)
- 1 Teelöffel Zitronen- oder Orangenschale (unbehandelt)
- 1 Teelöffel Zitronensaft
- 1 Teelöffel Süßungsmittel (Honig, Maulbeersirup, Agavensirup, Reismalz)
- 1 Prise Meersalz
- 1 Teelöffel Butter oder Leinöl/Hanföl/Sesamöl/Mohnöl
- Frisches Obst nach Belieben und Saison

Zubereitung:

Hirse, Gewürze und Trockenfrüchte in heißes Wasser geben, kurz aufkochen. 20 Minuten auf kleinster Flamme köcheln und quellen lassen. Zuletzt mit Zitronensaft abschmecken und nach Bedarf süßen. Mit frischem Obst belegen und mit ein wenig Butter oder Öl beträufeln.

Varianten:

- Winterlich: Mit Vanille, Zimt, Ingwer abschmecken
- Sommerlich: Mit rosa Pfeffer, einer Prise Kakao, Zitronensaft abschmecken
- Geröstete Sonnenblumenkerne, Cashewkerne usw. machen das Hirsefrühstück knackiger und gehaltvoller.

Hirse liefert B-Vitamine und Mineralien, neben Eisen vor allem Kieselsäure. Das macht sie gut für Haut, Haare, Nägel und Nerven. Überdies gilt die Hirse als sehr basisches Getreide.

Quarkbrötchen

Zutaten für 6–8 Brötchen:

- 250 g Dinkelvollkornmehl
- 250 g Magerquark
- 1 Päckchen Weinsteinbackpulver
- 1 Ei
- ½ Teelöffel Salz
- Je 1 Esslöffel Sesam, Sonnenblumenkerne, Leinsamen, Kürbiskerne

Zubereitung:

Die Zutaten zu einem glatten Teig verarbeiten. Anschließend zu einer Rolle kneten und in 6–8 Teile schneiden. Brötchen daraus formen. Die Brötchen nach Belieben mit Körnern bestreuen und auf ein mit Backpapier ausgelegtes Backblech setzen. Nach dem Backen die Brötchen auf einem Gitter auskühlen lassen.

Backtemperatur: 190 °C bei Ober- und Unterhitze

Backzeit: 20–25 Minuten

Tipp:

Diese Brötchen gelingen immer!

> Das Dinkelvollkornmehl ist reich an Mineralien, viel verträglicher als Weizen und scheint eine insgesamt harmonisierende Wirkung auf den Körper und die Verdauung zu haben.

Süßreisbrei mit Walnüssen

Zutaten für 1–2 Portionen:

- 50 g Süßreis (Mochireis)
- 50 g Hirse
- 300 ml Wasser
- Je 1 Prise Zimt und Vanille
- 1 Teelöffel Agavendicksaft (oder Honig)
- 30 g gehackte Walnüsse
- 2 Äpfel
- Etwas Zitronensaft

Zubereitung:

Getreide in der Pfanne kurz anrösten, bis es duftet. Dann heißes Wasser zugeben und auf kleiner Flamme circa 30 Minuten köcheln lassen. Gewürze, Nüsse und Süßungsmittel dazu geben und weiter köcheln, bis alles Wasser aufgesogen ist. 2 kleingeschnittene oder geraffelte Äpfel mit etwas Zitrone vermengen und locker unterheben.

Variante:

Hin und wieder den Süßbrei mit etwas Joghurt oder Sojaghurt verfeinern.

> Walnüsse sind fett- und vitaminreich. Da sie leicht schimmeln, sollten sie kühl und dunkel gelagert werden. Hirse liefert B-Vitamine und Mineralien, neben Eisen vor allem viel Kieselsäure.

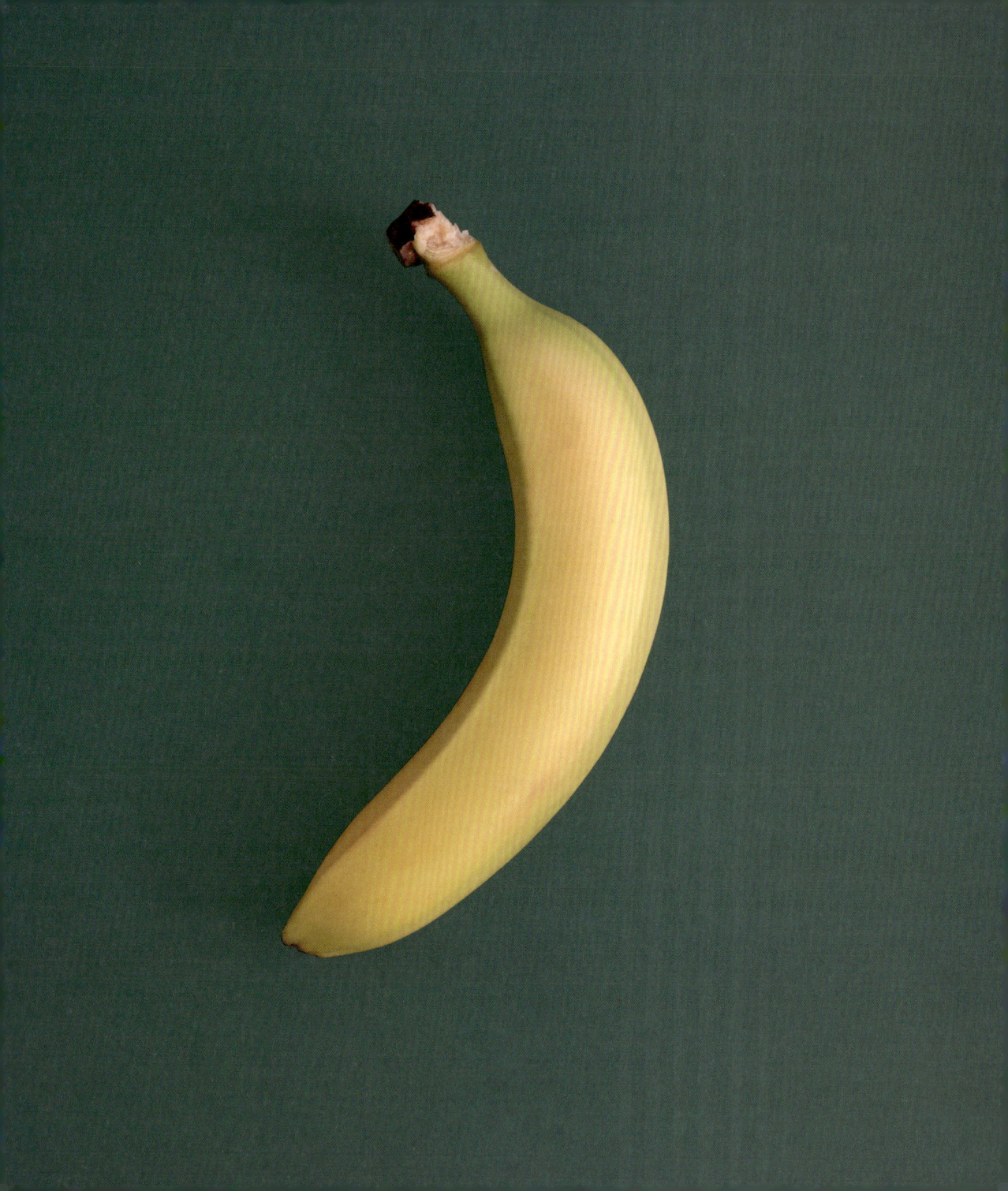

Suppen und Eintöpfe

Bananen-Currysuppe mit Mandelblättchen

Zutaten für 4 Portionen:

- 1 kleine Zwiebel
- Ca. 12 cm Lauch
- 2 Esslöffel Olivenöl
- 400–500 g reife Banane
- 120 g Ananas
- 800 ml Gemüsebrühe
- 100 g Kartoffeln
- 1–2 Esslöffel Curry (nach Geschmack), ½ TL Kurkuma
- 1 Prise Salz, ¼ Teelöffel Pfeffer
- 80 g Sahne
- 25 g Kokosraspel oder -chips

Zubereitung:

Zwiebeln und Lauch in feine Streifen schneiden und vorsichtig im Olivenöl glasig dünsten (mit Deckel, damit das Aroma erhalten bleibt!). Banane mit einer Gabel zerdrücken, in die Pfanne geben und ca. 2 Minuten mitdünsten, mit Gemüsebrühe ablöschen. Kartoffeln fein reiben, zur Suppe geben, aufkochen und 15–20 Minuten mit geschlossenem Deckel köcheln lassen. Ananas fein würfeln und kurz mitdünsten. Alternativ die Ananas nach dem Pürieren in die Suppe geben. Die Suppe mit dem Pürierstab oder Mixer fein pürieren und mit Salz, Pfeffer und Curry abschmecken.

Die Sahne einrühren, Suppe auf den Tellern verteilen und mit Kokosraspeln oder -chips garnieren.

Bananen liefern Magnesium und Kalium. Sie stärken die Nerven und fördern die Konzentration. Das Enzym Bromelain aus der Ananas unterstützt Reparaturmechanismen auf Zell- und Gewebeebene.

Brokkolisüppchen

Zutaten für circa 1 Liter Suppe:

- 1 Esslöffel Rapsöl
- 1 Brokkolirose
- 1 mehlig kochende Kartoffel
- 1 Teelöffel frisch geriebener Ingwer
- ½ Teelöffel gemahlener Kümmel
- ¾ bis 1 Liter heiße Gemüsebrühe
- 0,1 Liter Kokoscreme oder 0,2 Liter Kokosmilch
- 1 Prise Pfeffer
- Etwas Meersalz
- 1 Bund frische Petersilie, gewaschen

Zubereitung:

Brokkoli waschen und putzen, in kleine Röschen zerpflücken, Stiele schälen und würfeln. Kartoffel schälen und grob würfeln. Rapsöl im Topf erwärmen. Gemüse, Kümmel und Ingwer in den Topf geben, mit der heißen Gemüsebrühe aufgießen. Zugedeckt circa 10 Minuten garen. Unter Zugabe der Kokosmilch/Kokoscreme pürieren, die Konsistenz wie gewünscht mit heißem Wasser regulieren, mit Salz und Pfeffer abschmecken. Ggf. etwas Curry hinzufügen. Großzügig mit gehackter Petersilie bestreuen.

Variante:

Einen kleinen Teil der Brokkoliröschen grob raspeln und am Ende als Einlage unter die heiße Suppe ziehen.

> Die Suppe stärkt, vitalisiert, tut Magen und Darm gut. Brokkoli enthält Mineralien wie z. B. Eisen und Kalzium, fast so viel Vitamin C wie Paprika, sowie Carotinoide (antioxidativ) und viel Sulforaphan (sekundärer Pflanzenstoff). Brokkoli ist aufgrund seiner Zellstruktur leichter verdaulich als die meisten anderen Kohlsorten.

Gemüseeintopf

Zutaten für circa 6 Portionen:

- 4 Esslöffel Butterschmalz oder Ghee (bekömmliches Fett aus der indischen Küche)
- 300 g Kürbisfleisch
- 300 g Möhren
- 1 Stange Lauch
- 1-2 Zweige frischer Thymian
- 2 Knoblauchzehen
- 2 Liter Gemüsebrühe
- 1 Esslöffel Tomatenmark
- 1 Prise Pfeffer
- Schmand
- Frische Petersilie oder Schnittlauch, gehackt

Zubereitung:

Gemüse säubern und würfeln, im heißen Fett andünsten. Thymian und Knoblauch hinzufügen und die Gemüsebrühe angießen. Circa 20 Minuten garen (leises köcheln). Anschließend Tomatenmark mit etwas heißer Flüssigkeit verdünnen und hinzugeben. Mit Pfeffer abschmecken und servieren. Auf dem Teller mit Schmand zum Verfeinern dekorieren, mit frischem Grün garnieren.

An kalten Tagen tut eine warme Gemüsesuppe gut und mineralisiert den Körper. Milchfett ist leicht verdaulich und stärkt laut Traditioneller Indischer Medizin (Ayurveda) die Lebenskraft.

Graupensuppe mit Erbsen

Zutaten für 2 Portionen:
- 100 g Graupen
- 2 Knoblauchzehen
- 1 Esslöffel Rapsöl
- 600 ml Gemüsebrühe
- 1 Teelöffel Paprikapulver (rosenscharf)
- 200 g tiefgekühlte Erbsen
- Etwas Salz und Pfeffer
- 2 Esslöffel Schnittlauchröllchen

Zubereitung:
Die Graupen mit kaltem Wasser abspülen. Den Knoblauch schälen und so klein wie möglich schneiden. Das Öl in einem Topf erhitzen, den Knoblauch darin farblos andünsten. Die Graupen dazu geben und glasig dünsten. Mit Gemüsebrühe aufgießen und mit Paprikapulver würzen. Zugedeckt bei geringer Hitze 15 Minuten (oder bis die Graupen weich sind) köcheln lassen. Die tiefgekühlten Erbsen dazu geben und in der Suppe 5 Minuten erhitzen. Mit Salz und Pfeffer abschmecken und mit Schnittlauch garnieren.

> Diese Suppe spendet Energie und Eiweiß. Die Gerste enthält Faserstoffe, die sich wohltuend auf die Darmschleimhaut auswirken. Erbsen als Tiefkühl-Ware sind gut zu bevorraten.

Kraftbrühe

Zutaten:

- 1 frisches Huhn
- 300–500 g Möhren
- 1–2 Stangen Porree
- 300–500 g Sellerie
- 1 Bund Petersilie
- 1 Handvoll ganze Walnüsse
- 3–4 Tomaten

Zubereitung:

Alle Zutaten in einem Topf mit 5–10 Litern Wasser zum Kochen bringen. Auf kleinster Flamme köcheln lassen, je länger desto besser, mindestens 2½ Stunden. Gegebenenfalls Wasser nachgießen, damit ausreichend übrigbleibt. In der letzten halben Stunde werden die Kräuter mitgekocht. Das Fleisch kann mitgegessen werden. Die Brühe leicht nachwürzen. Im Kühlschrank ist sie ein paar Tage haltbar.

In Originalrezepten wird sie bis zu 12 Stunden lang gekocht. Aus praktischen Gründen sind hier kürzere Zeiten angegeben.

Die Brühe stärkt und regt die Lebenskraft an, in der Traditionellen Chinesischen Medizin sagt man, sie tonisiert das Qi und stärkt die Milz. Sie baut Kräfte auf, ernährt das Blut und spendet Energie. Das Zink aus den Knochen stärkt das Immunsystem. Vor jeder Mahlzeit eine warme bzw. heiße Tasse von der Brühe trinken (nicht in der Mikrowelle erwärmen).

Maiscremesuppe

Zutaten für 1–2 Portionen:

- 1 mittelgroße Dose Gemüsemais
- 1 Zwiebel
- 1 Esslöffel Raps- oder Olivenöl
- 250 ml Gemüsebrühe
- 150 ml Sahne
- 1 Lorbeerblatt
- Etwas Salz und Pfeffer
- 1 Teelöffel Senf (Schärfe nach Belieben)
- 2 Esslöffel frische oder tiefgekühlte Kräuter (z. B. Schnittlauch)

Zubereitung:

Die Zwiebel fein würfeln und im Öl glasig dünsten. Den abgetropften Mais, die Gemüsebrühe und die Sahne hinzufügen. Mit dem Lorbeerblatt für 5–10 Minuten leicht köcheln lassen. Die Suppe pürieren. Mit Salz, Pfeffer und Senf abschmecken. Anrichten und mit den Kräutern servieren.

Varianten:

- Anstelle von Mais grüne Erbsen (frisch oder tiefgekühlt) oder Kichererbsen (Dose)
- Anstatt Senf z. B. Curry
- Zu guter Letzt etwas abgeriebene Schale einer Biozitrone darüber streuen.

> Mais ist nahrhaft und ein guter Lieferant für Eiweiß, Vitamine und Mineralien. Auch in der verarbeiteten Ware aus dem Glas oder der Dose sind noch reichlich Nährstoffe enthalten. Bitte achten Sie aber darauf, Bio-Ware zu kaufen, um gentechnisch verändertes Gemüse zu vermeiden!

Misosuppe mit Möhre und Rettich

Zutaten für 4 Portionen:

- 1 Liter Gemüsebrühe
- ½ Rettich
- 2 Möhren
- 4 Teelöffel Miso

Zubereitung:

Gemüsebrühe zum Kochen bringen. Rettich und Möhren schälen und raspeln. In die Flüssigkeit geben, einige Minuten ziehen lassen. Miso mit etwas Wasser verrühren und in die Suppe unterrühren.

Miso, eine Paste aus fermentiertem Soja, enthält Eiweiß, Enzyme, Bakterien und Hefen (sog. Effektive Mikroorganismen). Die Suppe mineralisiert, entlastet Leber und Galle und unterstützt den Darm.

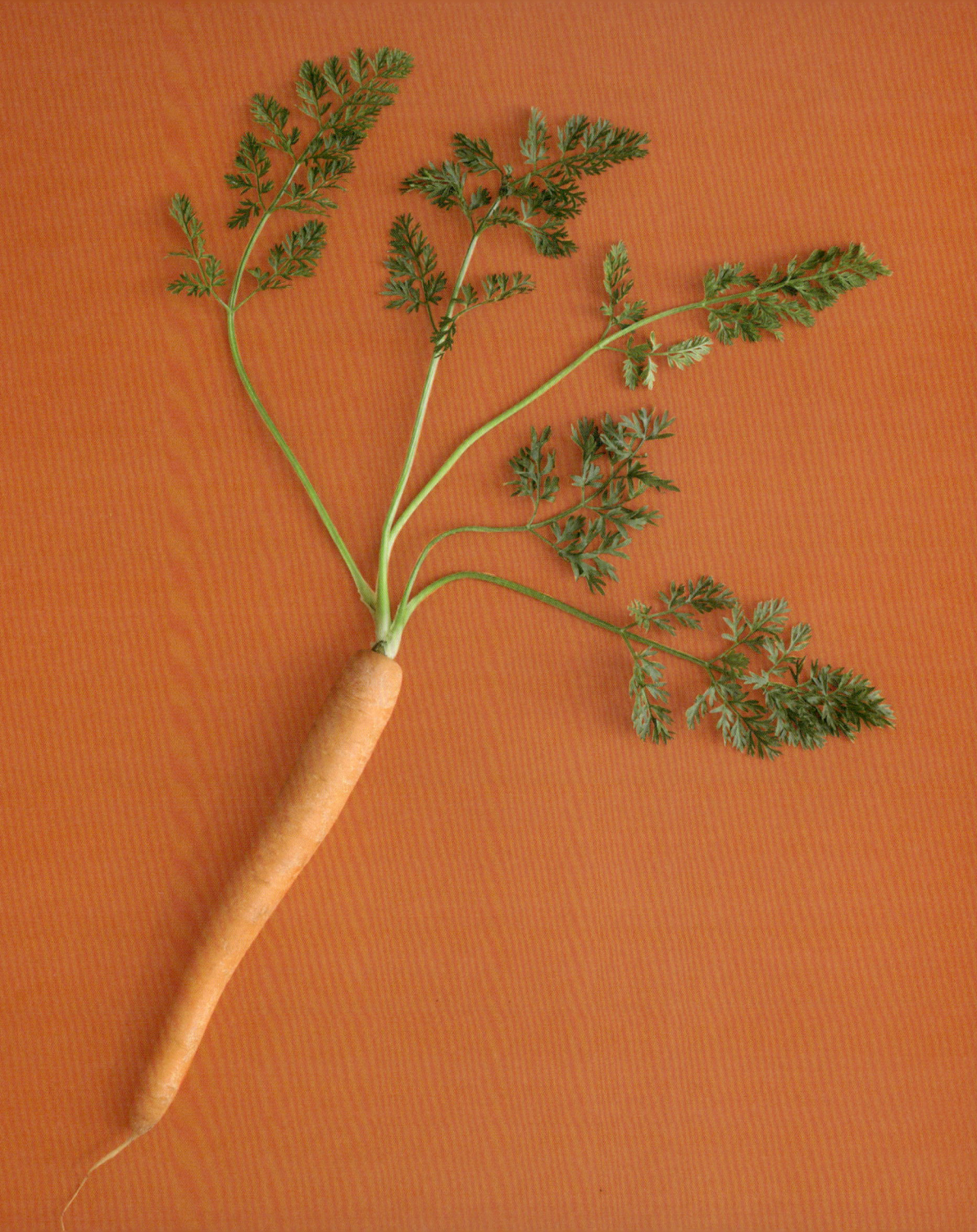

Möhren-Ingwer-Orangensuppe

Zutaten für 4 Portionen:

- 200 g Zwiebeln
- 400 g Möhren
- 200 g Kartoffeln
- 15 g Ingwerwurzel
- ¾ Liter Gemüsebrühe
- 300 ml Orangensaft
- ½ Teelöffel Curry
- Etwas Salz und weißen Pfeffer
- 1 Esslöffel Butterschmalz oder Ghee, Butter oder Öl (z. B. Raps- oder Sojaöl)

Zubereitung:

Die Zwiebeln hacken und bei mittlerer Hitze andünsten. Möhren in Scheiben schneiden, Kartoffeln schälen und in Stücke schneiden. Mit dem geschälten und geraspelten Ingwer zu den Zwiebeln geben, weiterdünsten. Die Brühe angießen, 20 Minuten leicht köcheln. Anschließend pürieren, den Orangensaft und die Gewürze hinzufügen. Sanft erhitzen und servieren.

Diese Suppe ist vitaminreich (vor allem Vitamin C und β-Carotin), sie wärmt, nährt und erfrischt. Zudem ist sie leicht verdaulich und gut bekömmlich. Der Ingwer verbindet harmonisch das Erdige der Möhren mit der Frucht des Orangensaftes.

Pastinaken-Mangoldsuppe

Zutaten für 4 Portionen:

- 2 Pastinaken
- 1 mehlige Kartoffel
- 1 Esslöffel Mandelmus
- ¾ Liter heiße Gemüsebrühe
- 1 Esslöffel Rapsöl
- ½ (oder ein kleiner) Mangold
- 1 Stange Lauch
- ½ TL Liebstöckel, getrocknet
- ½ TL Kümmel, gemahlen
- 1 Messerspitze fein gehackter Knoblauch
- 1 Prise frisch gemahlener Pfeffer, etwas Meersalz
- 1 Spritzer Zitronensaft

Zubereitung:

Rapsöl erwärmen. Pastinaken und Kartoffel schälen und grob zerkleinern. Mangold waschen, putzen und die Rippen grob zerkleinern. Die Blätter beiseite legen. Lauch (das Weiße) waschen, putzen und in dünne Ringe schneiden. Das Gemüse zusammen mit den Gewürzen (außer Salz und Pfeffer) in die Pfanne geben und etwas andünsten, mit Gemüsebrühe bedecken und zugedeckt weich köcheln. Unter Zugabe von Mandelmus pürieren, abschmecken, evtl. etwas heißes Wasser oder Gemüsebrühe beigeben. Die Mangoldblätter in feine Streifen schneiden und der Suppe als Einlage hinzufügen. Etwa 3 Minuten auf kleiner Flamme kochen.

Die Inhaltsstoffe, vor allem das Chlorophyll und die ätherischen Öle, unterstützen die Leber beim Entgiften und wirken im Zusammenspiel wohltuend auf den Verdauungstrakt.

Suppe mit roten Linsen

Zutaten für 10 Portionen:
- 250 g rote Linsen
- 2 ½ Liter Gemüsebrühe
- 5 Lorbeerblätter
- 5 Schalotten
- 2–3 Knoblauchzehen
- 400 g Rote Bete
- 5 Teelöffel Butter (25 g)
- Etwas Meersalz und frisch gemahlener Pfeffer
- 100 g saure Sahne
- 1 Bund frischer Dill
- 1 Schuss Obstessig

Zubereitung:
Die Linsen gut waschen und in der Gemüsebrühe mit dem Lorbeer etwa 15 Minuten weich köcheln. Schalotte fein würfeln, Knoblauch zerdrücken, Rote Bete schälen und raspeln oder in kleine Würfel schneiden. Schalotte und Knoblauch in der warmen Butter glasig dünsten, Rote Bete dazu geben und bissfest garen, danach salzen und pfeffern. Lorbeer entfernen und die Suppe abschmecken. Auf Teller verteilen, Gemüse hineingeben und mit saurer Sahne und Dill garnieren. Nach Geschmack mit etwas Obstessig verfeinern.

Tipp:
Sie sollten Linsen nicht sprudelnd kochen, sondern auf kleiner Flamme garen. Die roten Linsen haben eine deutlich kürzere Kochzeit als braune Linsen. Überprüfen Sie daher die Bissfestigkeit nach 15 Minuten.

Die Suppe ist bekömmlich, nährend und reich an Vitalstoffen. Unter den kohlenhydrathaltigen Hülsenfrüchten verursachen die rote Linsen und Mungbohnen die wenigsten Blähungen. Die Ballaststoffe regulieren die Verdauung und wirken förderlich auf die Darmflora.

Schwarze Sesamsuppe

Zutaten für 4 Portionen:

- ¼ Tasse schwarzen Sesam
- ½ Tasse Reismalz (wenn es nicht so süß werden soll, reicht auch ¼ Tasse)
- 2 ½ Tassen Reismilch oder Wasser
- ¼ Tasse Reismehl

Zubereitung:

Schwarzen Sesam ohne Fett und bei mittlerer Hitze rösten und mahlen (per Hand im Mörser oder mit einem Untersatz für den Pürierstab). Im Topf den Reismalz karamellisieren, rühren, bis das Malz schäumt, dunkler wird, lecker riecht und fester wird. Reismilch/Wasser hinzufügen – der Reismalz wird hart. Nicht erschrecken und weiterrühren – er löst sich wieder in der Flüssigkeit auf. Sobald das Malz aufgelöst ist, das Reismehl hinzufügen und mit dem Schneebesen einrühren. Weiterrühren, bis die Suppe kocht. Dann den Sesam hineinrühren.

Diese Suppe stärkt im Verständnis der Traditionellen Chinesischen Medizin Nieren-Yin und -Yang. Dadurch werden die Organe und Gewebe befeuchtet und ernährt und die Haut gereinigt. Sesam enthält Kalzium – das brauchen die Knochen und die Zähne.

Spinatsuppe

Zutaten für 4 Portionen:

- 1 Esslöffel Olivenöl
- 1 kleine Zwiebel
- 1–2 Zehen Knoblauch
- 1 Kartoffel
- 1 Liter Gemüsebrühe (Consommé oder Instant)
- 1 Beutel (circa 200 g) frische Babyspinatblätter
- Salz und Pfeffer
- 4 Esslöffel Hafersahne
- 4 Teelöffel geriebener Parmesan

Zubereitung:

Olivenöl mittelgradig erhitzen. Kartoffel schälen und in Würfel schneiden. Die Zwiebel schälen und hacken, im Öl glasig dünsten. Knoblauch schälen und hacken oder pressen, in die Pfanne geben. Eine Minute weiterdünsten. Gemüsebrühe hinzufügen und mit den Kartoffelstückchen zum Kochen bringen. Dann bei kleiner Hitze köcheln lassen, bis die Kartoffelstückchen gar sind. Spinat putzen, dazu geben und 5 Minuten garen. Mit Salz und Pfeffer würzen. Im Mixer oder mit dem Pürierstab pürieren. Die Hafersahne unterziehen. Pro Portion mit etwas Parmesan garnieren.

Die Spinatsuppe mineralisiert den Gesamtorganismus und regeneriert den Darm. Sie ist besonders im Frühjahr zur Anregung der Entgiftung empfehlenswert.

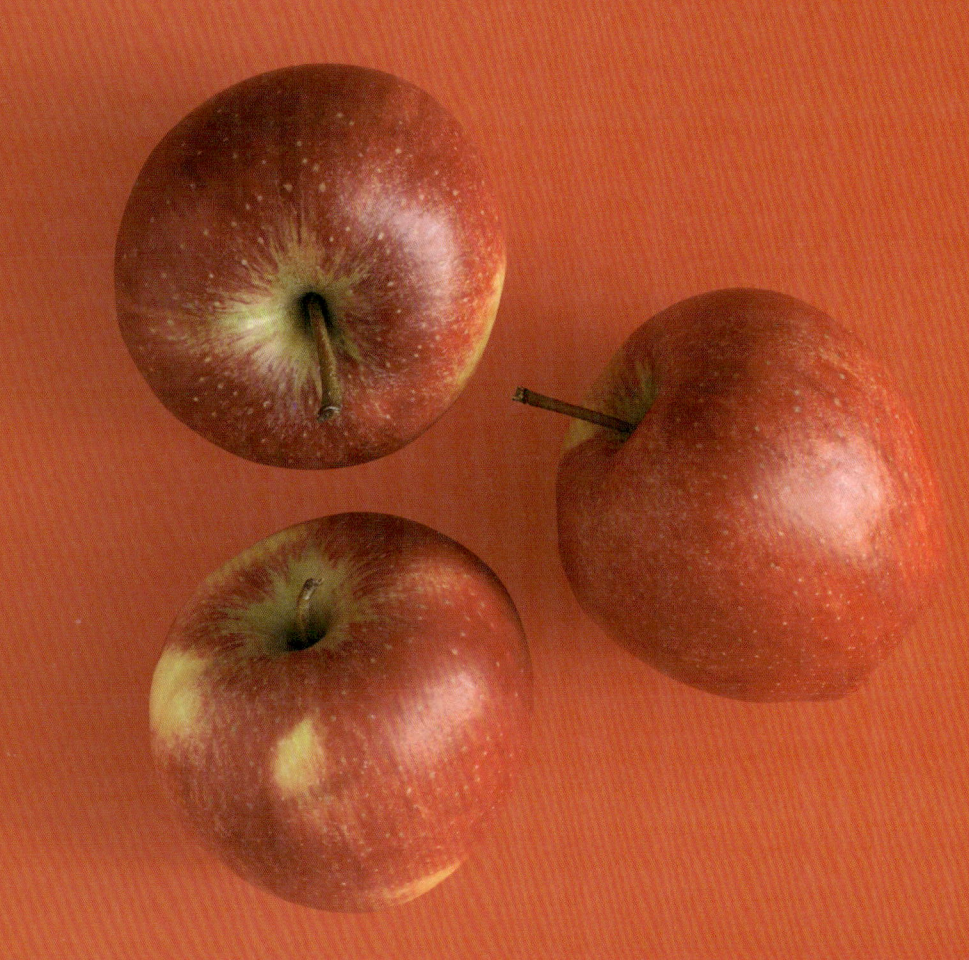

Staudensellerie-Apfelsuppe

Zutaten für 6 Portionen:

- 25 g Butter
- 500 g Staudensellerie
- 3 Äpfel
- 1,2 Liter Gemüsebrühe
- 1 Prise Cayennepfeffer
- Etwas Salz

Zubereitung:

Butter in einem großen Topf schmelzen, den Staudensellerie zerkleinern und etwas Grün beiseitelegen. Äpfel schälen, Kerngehäuse entfernen und zerkleinern. Sellerie und Äpfel in den Topf geben und circa 5 Minuten bei mittlerer Hitze anbraten. Brühe und Cayennepfeffer zugeben, aufkochen lassen. Abdecken und bei milder Hitze circa 25 Minuten garen lassen. Pürieren, abschmecken und servieren. Mit dem Selleriegrün garnieren.

Variante:

Circa 50 g der Selleriestückchen hacken, 1 Minute anbraten, dann mit Reismalz karamellisieren und vor dem Servieren auf die Suppe geben.

Staudensellerie ist reich an Kalium, Natrium, Magnesium und Kalzium. Darüber hinaus enthält Staudensellerie zahlreiche sekundäre Pflanzenstoffe, die nicht nur für das typische Aroma verantwortlich sind, sondern auch einen positiven Effekt auf den gesamten Stoffwechsel haben. Überdies wird Staudensellerie auch eine entspannende und beruhigende Wirkung nachgesagt.

Zucchinisuppe

Zutaten für circa 2 Portionen:

- 2 Zucchini
- Etwas Wasser
- 2 Teelöffel helles Miso
- 1 Bund Kräuter, z. B. Schnittlauch, Basilikum, Petersilie

Zubereitung:

Zucchini in große Stücke schneiden. Mit wenig Wasser zum Kochen bringen und 10–15 Minuten köcheln lassen. Zwischendurch umrühren. Miso mit etwas Kochwasser flüssig rühren und hinzugeben. Alles pürieren, abschmecken. Zum Servieren mit frisch gehackten Kräutern überstreuen.

> Die Suppe ist einfach und schnell zubereitet, vitamin- und enzymreich. Miso, eine Paste aus fermentiertem Soja, enthält Eiweiß, Enzyme, Bakterien und Hefen. Zucchini sind leicht verdaulich und enthalten z. B. viel Vitamin B1 („Nervenvitamin").

Hauptgerichte

Backofengemüse mit veganer Remoulade

Zutaten für das Gemüse (circa 6 Portionen):

- 3 Pastinaken
- 1 mittelgroßer Kürbis
- 5 Möhren

Zutaten für die Sojaremoulade:

- 2 Päckchen Sojadream (cremig-sahnige Konsistenz)
- 5 Gewürzgurken
- 2 Esslöffel Senf
- Einige Frühlingszwiebeln
- 1 Bund Petersilie
- Etwas Salz und Pfeffer

Zubereitung:

Pastinaken, Kürbis und Möhren gut waschen und abbürsten. In grobe Stücke zerteilen und ohne Fett auf ein Backblech mit Backpapier legen, bei 220 °C ca. 30–45 Minuten backen.

Für die Remoulade alle Zutaten in einen hohen Becher füllen und mit dem Stabmixer kräftig pürieren. Danach für circa 15 Minuten kühl stellen. In dieser Zeit wird die Konsistenz remouladenähnlich.

Variante:

Als Gemüse Rote Bete, Rosenkohl und Süßkartoffeln, die Sojaremoulade mit Meerrettich anstelle von Senf zubereiten.

Pastinaken sind Petersilienwurzeln sehr ähnlich. Sie enthalten sehr viel Stärke und haben daher einen süßlichen Geschmack. Sie versorgen uns mit Mineralstoffen, z. B. Kalzium, Kalium, Magnesium und Eisen.

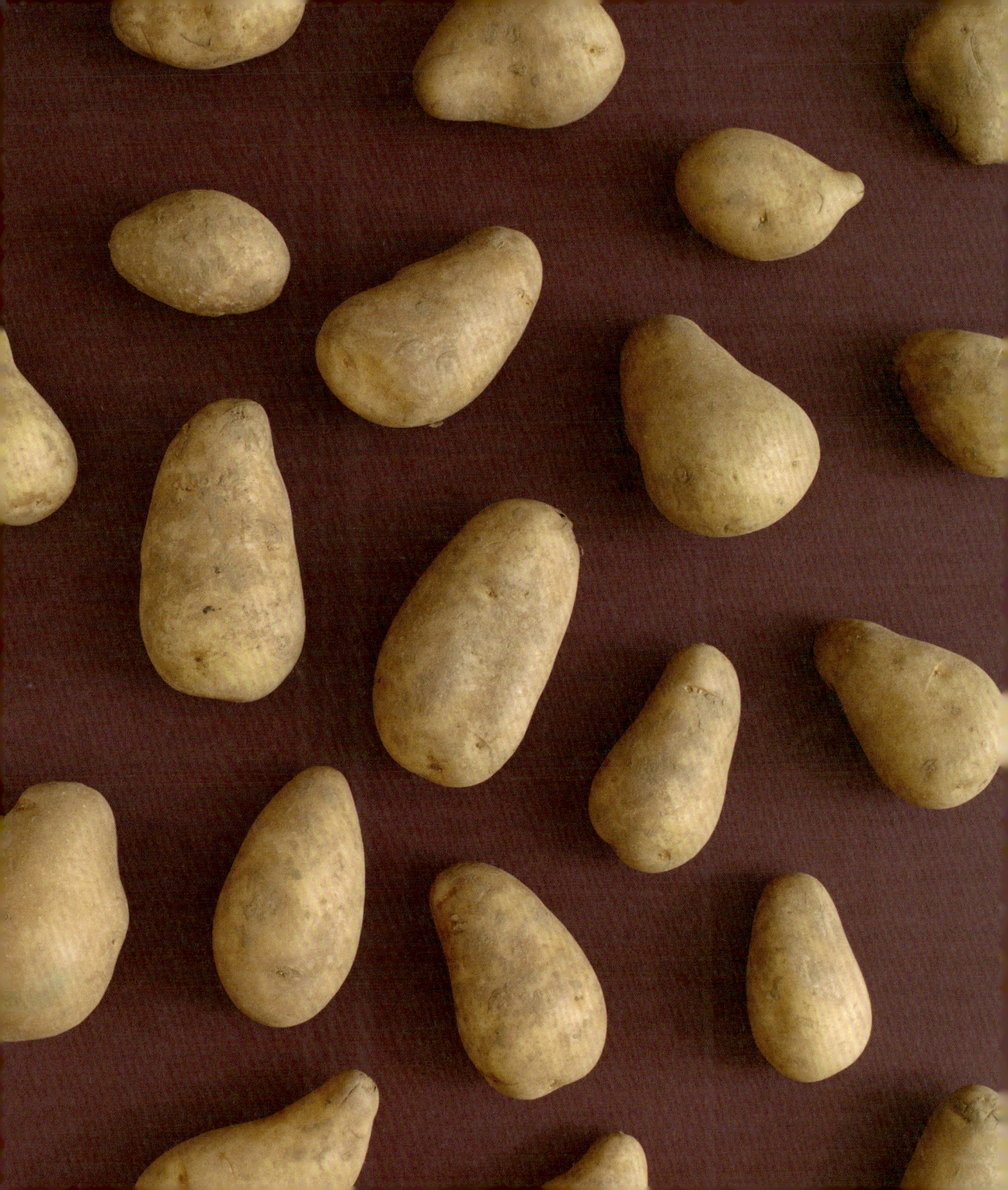

Kartoffel-Gemüsetortilla

Zutaten für 4 Portionen:

- 2 Zwiebeln
- 6 Esslöffel Olivenöl
- 750 g Kartoffeln
- 1–2 rote Paprikaschote(n)
- 150 g Erbsen (tiefgekühlt)
- 6 Eier
- Salz, Pfeffer

Zubereitung:

Die Zwiebeln schälen und klein würfeln. 2 Esslöffel Öl in einer Pfanne (24 cm Durchmesser) erhitzen und die Zwiebeln bei schwacher Hitze farblos dünsten. Die Kartoffeln schälen, waschen und in circa 1 cm große Würfel schneiden. Zu den Zwiebeln in die Pfanne geben und 15 Minuten garen, umrühren nicht vergessen. Paprika halbieren, putzen und waschen. Erst längs schneiden, dann in kleine Würfel. Diese mit den Erbsen nach 10 Minuten unter die Kartoffeln mischen. Mit Salz und Pfeffer abschmecken.

Die Eier in einer Schüssel verquirlen, zur Mischung in die Pfanne geben und bei mittlerer Hitze 6–8 Minuten stocken lassen. Aus der Pfanne gleiten lassen. Das restliche Öl in die Pfanne geben, erwärmen und die Tortilla umgedreht wieder hineingeben. Für weitere 8–10 Minuten garen lassen. Die fertige Tortilla in Kuchenstücke schneiden und servieren.

Tipp:

Dazu passt z. B. ein kleiner Eisbergsalat. Kann auch kalt gegessen werden!

Die Kartoffel-Gemüse-Tortilla ist ein einfaches Gericht, das den herzhaften Appetit auf gesunde Weise zufrieden stellt. Kartoffeln sind basisch!

Rote-Bete-Kartoffelragout

Zutaten für circa 2 Portionen:

- 250 g Rote Bete
- 150 g Kartoffeln
- Gut ¼ Liter Gemüsebrühe
- Saft von ½ Zitrone
- 1 Esslöffel Oliven-, Raps- oder Hanföl
- 50 g Sauerkraut
- 50 g süße Sahne
- 1 Prise Majoran
- Etwas Meersalz
- Sesamkörner
- 1 Esslöffel saure Sahne

Zubereitung:

Rote Bete und Kartoffeln schälen und in kleine Würfel schneiden. In der Gemüsebrühe aufkochen, das Öl und den Zitronensaft hinzufügen und circa 20 Minuten köcheln lassen. Das Sauerkraut untermischen. Mit etwas Sahne, Majoran und Meersalz abschmecken. Zum Servieren großzügig mit Sesam bestreuen und mit einem Klecks saurer Sahne garnieren.

In der Roten Bete sind viele Vitamine, insbesondere die der B-Gruppe sowie Folsäure und Mineralien, vor allem Eisen, Kalzium, Magnesium (wichtig bei Stress). Rote Bete fördert die Gallensekretion, beeinflusst den Cholesterinspiegel günstig und unterstützt die Blutbildung!

Süßkartoffelauflauf

Zutaten für 2–3 Portionen:

- 500 g Süßkartoffeln
- 1 Stange Lauch
- 1 Zucchini
- 200 g würziger Käse, z. B. Cheddar
- 1 Teelöffel Kurkumapulver
- 1 Teelöffel Paprikapulver
- Salz, Pfeffer
- ¼ Liter Gemüsebrühe
- Öl für die Form

Zubereitung:

Süßkartoffeln schälen und in circa 2 cm große Stückchen würfeln. Lauch putzen und waschen und in circa ½ cm breite Ringe schneiden. Zucchini waschen, putzen, längs halbieren und in Scheiben schneiden. Käse in dünne Scheibchen schneiden oder hobeln. Backofen auf 190 °C vorheizen. Die Form fetten. Süßkartoffeln, Lauch und Zucchini vermengen, würzen. In die Auflaufform füllen und die Brühe zugießen. Käse obenauf verteilen. Auf mittlerer Schiene circa 30 Minuten garen.

Süßkartoffeln enthalten besonders viele Mineralstoffe, z. B. Natrium, Kalium, Kalzium, Magnesium usw., aber auch Vitamine der A, E und B-Gruppe. Die Anthocyane bekämpfen Entzündungen. Ihr Wirkstoff Caiapo hilft, den Blutzuckerspiegel zu senken.

Rosenkohlgratin

Zutaten für 4 Portionen:

- 1 kg Rosenkohl
- 300–400 ml Gemüsebrühe
- 80 g geriebener Emmentaler
- 200 g Crème fraîche
- 30 ml Vollmilch
- 1 Esslöffel Dinkelvollkornmehl
- Etwas Salz und Pfeffer
- ½ Bund frische Petersilie

Zubereitung:

Die Rosenkohlröschen waschen und putzen und in der Gemüsebrühe etwa 15 Minuten garen. Eine Auflaufform fetten, den Rosenkohl hineingeben und mit dem Käse bestreuen. Die Crème fraîche mit Milch, Mehl und Gewürzen verrühren und über den Rosenkohl gießen. Bei 200 °C circa 10 Minuten überbacken (bis der Käse geschmolzen ist). Mit der fein gehackten Petersilie bestreuen und servieren.

Rosenkohl als Mitglied der Kohlgemüsefamilie zeichnet sich durch Inhaltsstoffe aus, die in der experimentellen Forschung krebszellwachstumshemmende Wirkung entfalten (v. a. die Glucosinulate). Die Milchprodukte bieten B-Vitamine (für die Nerven!) und Kalzium.

Champignons auf Toast

Zutaten für 4–6 Portionen:

- 700 g Champignons
- 4 Esslöffel Olivenöl
- 4 Esslöffel feingewiegte Petersilie
- 2 zerdrückte Knoblauchzehen
- Etwas Salz und frisch gemahlener schwarzer Pfeffer
- 2 ½ Esslöffel Butter
- 2 Esslöffel frischer Zitronensaft
- 1 Esslöffel Reisessig (oder anderen, milden Essig)
- 2 Esslöffel gehackte Korianderblätter (ersatzweise Basilikum)
- 6 Scheiben Vollkorntoast oder Graubrot

Zubereitung:

Die Champignons waschen und entstielen, gegebenenfalls halbieren. In einer Schüssel mit Olivenöl, Petersilie, Knoblauch, Salz und Pfeffer vermischen. In einer großen Pfanne die Butter erhitzen, die Pilze hineingeben und unter ständigem Rühren 5–6 Minuten braten (bis sie Saft ziehen). Dann Zitronensaft, Essig und Korianderblätter hinzufügen und alles bei guter Hitze unter Rühren weitere 3–5 Minuten dünsten.

Vollkorntoast oder Graubrot toasten bzw. rösten. Die fertige Pilzmasse auf die Brotscheiben häufen, den Rest Saft aus der Pfanne darüber träufeln und sofort servieren.

Variante:

Wer das Aroma von Salbei liebt, gibt anstelle des Koriandergrüns geschnittene Salbeiblättchen (Kräuterschere) dazu.

Tipp:

Frische, feste und eher kleine Pilze verwenden. Das Aromaerlebnis erfordert frische Kräuter, keine getrockneten.

Pilze liefern neben bioaktiven Polysacchariden das in pflanzlichen Lebensmitteln seltene Vitamin D. Sowohl Koriander als auch Salbei gelten aufgrund ihrer zahlreichen bioaktiven sekundären Pflanzenstoffe als antibakteriell und entlasten das Immunsystem. Petersilie enthält viel Vitamin C, Kalzium, Eisen und Folsäure – wichtig für die Blut- und Knochenbildung.

Falscher Hase (Nussbraten)

Zutaten für circa 6 Portionen:

- 250 g gemischte Nüsse und Saaten
- Butter für die Form
- 100 g Schalotten
- 400 g Tomaten
- 3 Eier
- 150 g geriebener Käse (Emmentaler, Cheddar usw.)
- Je 1 Teelöffel Thymian, Majoran, Bohnenkraut und Salbei (gehackt)
- 1 Esslöffel gehackte Petersilie
- 1 Esslöffel Sojasoße
- 1 Teelöffel Zitronensaft
- Salz und Pfeffer

Zubereitung:

Nüsse fettfrei bei mittlerer Hitze hellgold rösten, bis sie duften. Abkühlen lassen und in der Küchenmaschine oder Nussmühle sehr fein hacken. Backofen auf 180 °C vorheizen. Kastenform mit Butter einfetten, mit Backpapier auslegen. (Papier zusätzlich einfetten.) Schalotten schälen und hacken, Tomaten waschen und klein schneiden (bei Bedarf häuten), Eier verquirlen und alles mit Nüssen, Käse, Kräutern, Sojasoße, Zitronensaft, Salz und Pfeffer gründlich mischen. In die Kastenform füllen. 45–60 Minuten backen, bis der Braten fest ist. Etwas abkühlen lassen, auf eine passende Form stürzen und das Backpapier abziehen.

Tipp:

Zum Nussbraten passt eine fruchtige Tomaten- oder eine helle Kräutersoße.

Insbesondere Haselnüsse enthalten viel Vitamin E. Es schützt die Zellen vor freien Radikalen. Ein nahrhaftes und schmackhaftes vegetarisches Gericht.

Herzhafter Tofu

Zutaten für circa 2 Portionen:

- 150 g Karotten
- 150 g Lauch
- 125 g Tofu (je nach Geschmack natur, mediterran, Haselnuss, geräuchert)
- 2 Esslöffel Olivenöl
- 2 Knoblauchzehen (gehackt)
- 2 Teelöffel Ingwer (geschält und gehackt oder gerieben)
- 2 Esslöffel Sojasoße
- 2 Esslöffel Sherry
- 1 Teelöffel rosa Pfeffer
- Etwas Salz, Muskat, Majoran

Zubereitung:

Karotten putzen, schälen und mit dem Sparschäler in Längsstreifen schneiden. Lauch putzen, längs halbieren und in feine Streifen schneiden. Tofu würfeln. In einer beschichteten Pfanne 1 Esslöffel Öl erhitzen und den Lauch darin circa 3 Minuten anbraten, herausnehmen. Den zweiten Löffel Öl erhitzen. Knoblauch schälen und hacken, Ingwer schälen und reiben, im Öl kurz anschwitzen. Tofu unter Rühren circa 3 Minuten braten. Mit Muskat und Majoran würzen, mit Sojasoße und Sherry angießen. Lauch und rosa Pfeffer unterrühren, noch kurz köcheln lassen. Karottenstreifen separat al dente in etwas Öl andünsten, auf Tellern anrichten und die Tofu-Lauch-Mischung darauf verteilen.

Tipp:

Naturreis oder Kartoffelpüree oder ein Stück knuspriges (Vollkorn-) Ciabatta dazu servieren.

Tofu als traditionelles Sojaprodukt ist bekannt als hochwertige Eiweißquelle und gleichzeitig cholesterinfrei – eine Alternative zu tierischem Eiweiß.

Thai Tofu mit Limette und Kokosnuss

Zutaten:

- 400 g Tofu
- Abgeriebene Schale und Saft von 2 Limetten (unbehandelt)
- 160 ml Kokosnusscreme
- 2 Teelöffel Öl (Oliven-, Raps- oder Sesamöl)
- 1 frische grüne Chilischote
- 20 g frisches Koriandergrün (Stiele entfernen)
- 4 Frühlingszwiebeln

Zubereitung:

Den Tofu in mundgerechte Stücke schneiden und mit dem Limettensaft und der abgeriebenen Schale in eine Schüssel geben, gut umrühren und mindestens eine Stunde ziehen lassen. Den Tofu abtropfen lassen, die Marinade verwahren. Öl in einer Pfanne oder im Wok erhitzen und die Tofustückchen unter Rühren hellgold bzw. etwa 3 Minuten anbraten. Frühlingszwiebeln waschen und in 2½ cm große Stücke schneiden (auch das Grün verwenden), dann beiseite stellen. Chili waschen, entkernen und sehr fein schneiden. (Achtung: Verwenden Sie Einmalhandschuhe oder waschen Sie nach dem Schneiden Ihre Hände gut.) Chili in die Pfanne geben, eine weitere Minute braten, anschließend die Limettenmarinade, Kokoscreme und die Hälfte des Korianders und der Frühlingszwiebeln dazu geben und für eine Minute kochen lassen. Mit Reis oder Quinoa servieren. Zuletzt die restlichen Frühlingszwiebeln und Koriander darüber geben.

Das Gericht ist eiweiß-, vitamin- und mineralstoffreich! Kokos enthält zudem Selen. Ein erfrischendes Gericht, das ohne tierische Zutaten auskommt und gleichzeitig nahrhaft ist. Capsaicin aus der Chili und dem Koriander wirkt zudem antioxidativ.

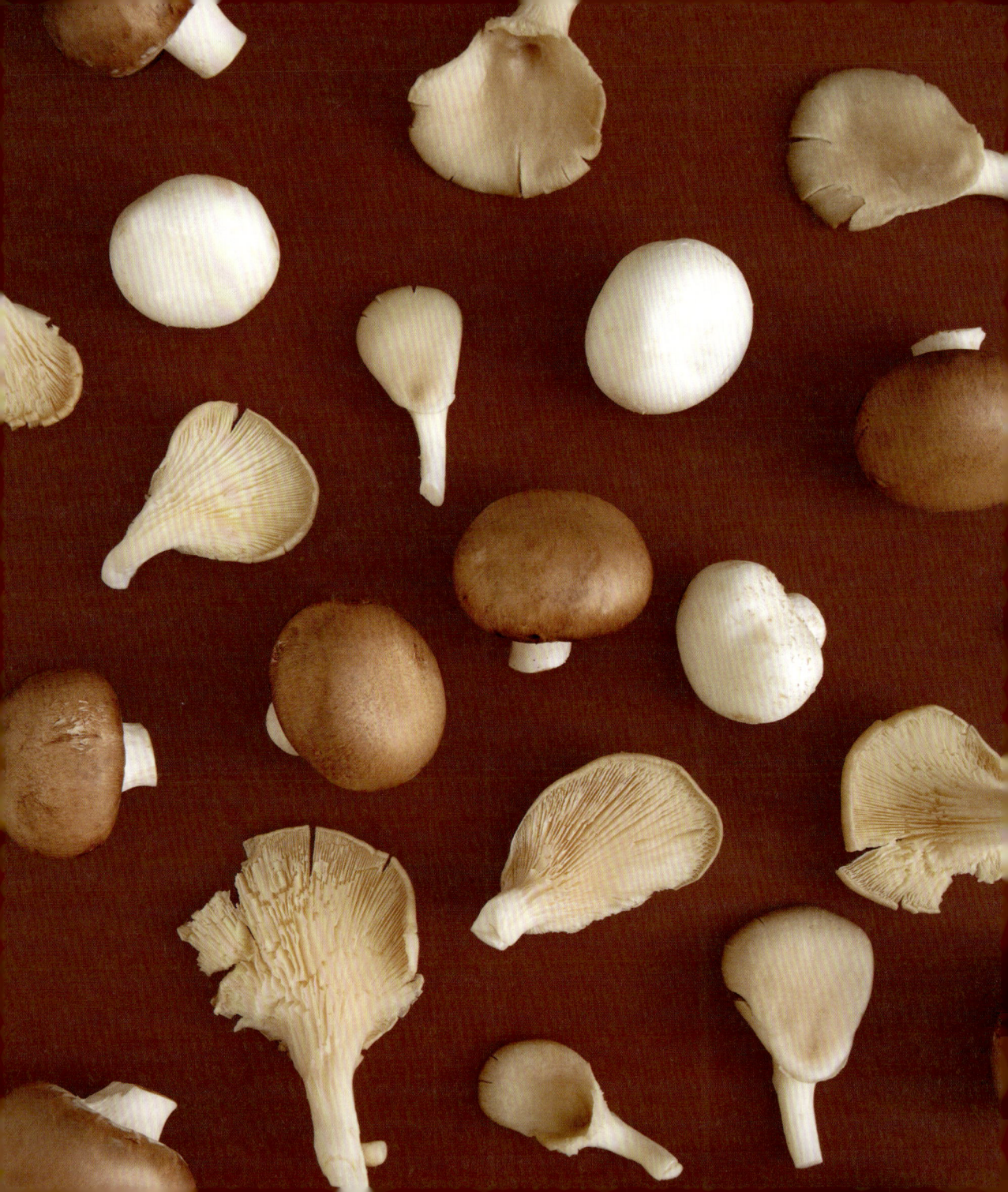

Tofu-Geschnetzeltes mit Pilzen

Zutaten für 4 Portionen:

- 200 g Tofu
- Etwas Meersalz
- Weißer Pfeffer (frisch gemahlen)
- 2 Esslöffel Zitronensaft
- 1 Prise Curry
- 2 Esslöffel Sojasoße
- 1 Zwiebel
- 400 g Pilze (z. B. Seitlinge, Austernpilze, Champignons)
- 3 Esslöffel Raps- oder Olivenöl
- 1 Esslöffel feingemahlenes Weizenvollkornmehl
- 100 g saure Sahne
- 2 Esslöffel Weißwein oder Sherry (beides trocken)
- Frisch gemahlene Muskatnuss
- Cayennepfeffer oder Paprikapulver
- Frische Petersilie

Zubereitung:

Den Tofu in schmale Streifen schneiden und mit Salz und Pfeffer würzen. In Zitronensaft, Curry und Sojasoße mindestens 15 Minuten ziehen lassen (marinieren). Die Zwiebel schälen und klein schneiden. Die Pilze putzen, säubern und klein schneiden. Die Zwiebel in der Hälfte des Öls anschwitzen. Die Pilze dazu geben und kurz mitbraten. Alles mit Vollkornmehl bestäuben und die saure Sahne und den Wein oder Sherry unterrühren. Mit Muskat, Cayennepfeffer oder Paprikapulver würzen und bei kleiner Hitze 6–8 Minuten köcheln lassen. Abschmecken. Die abgetropften Tofustreifen im restlichen Öl von allen Seiten anbraten und zu den Pilzen geben. Mit frischer Petersilie (gehackt) überstreuen und servieren.

Tipp:

Zu dem Tofu-Geschnetzelten schmeckt Naturreis oder knuspriges Vollkornciabatta.

Sehr eiweißreiches, nahrhaftes Gericht, günstig für den Muskelaufbau. Pilze liefern neben bioaktiven Polysacchariden das in pflanzlichen Lebensmitteln seltene Vitamin D. Sojabohnen, wie andere Hülsenfrüchte auch, bereichern den Speisenplan mit ihrer Kombination aus pflanzlichem Eiweiß, komplexen Kohlenhydraten, hohem Ballaststoffgehalt und Vitalstoffen.

Nudeln mit Walnusssoße

Zutaten für 4 Portionen:

- 250 g Nudeln
- 1 Esslöffel Olivenöl
- 50 g Walnüsse
- 1 Bund Schnittlauch
- 175 g Frischkäse (fettarm bis Rahmstufe)

Zubereitung:

Die Nudeln nach Packungsangabe kochen, abtropfen lassen, in Öl schwenken und warm halten. Walnüsse und Schnittlauch fein hacken und vermischen. Frischkäse bei mittlerer Hitze erwärmen, nicht kochen. Die Walnuss-Schnittlauch-Mischung in den Frischkäse rühren und auf den portionierten Nudeln verteilen.

Tipp:

Zu den Nudeln mit Walnuss-Soße passt im Sommer ein kleiner Tomatensalat, im Winter ein Glas Gemüsesaft oder vorab eine heiße Tomatensuppe.

Walnüsse enthalten pflanzliche Omega-3-Fettsäuren und weitere Zellschutz-Substanzen, wie die Ellagsäure. Schnittlauch zeichnet sich durch schwefelhaltige sekundäre Pflanzenstoffe aus, die z. B. keimhemmende Wirkung zeigen.

Pasta mit Gemüse

Zutaten für 2 Portionen:

- 200 g (Vollkorn)nudeln
- 2 Esslöffel Olivenöl
- 2 Esslöffel Butter
- 2 Knoblauchzehen
- 1 gelbe Paprika
- 1 orange Paprika
- 15–20 Kirschtomaten
- 1 Esslöffel Oregano (gehackt)
- 1 Glas trockener Weißwein
- 2 Esslöffel schwarze Oliven (ohne Kern)
- Salz und Pfeffer
- 100 g Rucola (geputzt)
- Frische Kräuterblättchen oder -zweige

Zubereitung:

Die Nudeln al dente kochen, abgießen und abtropfen lassen. Öl und Butter erhitzen. Den Knoblauch schälen und die ganzen Zehen zugeben und kurz dünsten. Die Paprika waschen und in dünne Streifen schneiden. Dann zum Knoblauch in die Pfanne geben und 3–4 Minuten unter Rühren mitgaren. Kirschtomaten waschen und halbieren, mit Oregano, Wein und den geviertelten Oliven in die Pfanne geben und weitere 3 Minuten garen. Abschmecken. Knoblauchzehen bei Bedarf aus der Soße nehmen. Den Rucola unterrühren. Die Nudeln in einer Schüssel mit der Soße mischen, ausgarnieren und servieren.

Vollkornnudeln sind gesunde Energiespender, Gemüse liefert verschiedenste Vitalstoffe. Rucola unterstützt mit seinen Bitterstoffen Leber, Galle und Bauchspeicheldrüse.

Gelber Mung Dal

Zutaten für circa 2 Portionen:
- 1 ½ Tassen gelbe Linsen
- 1 Zwiebel
- 1 Peperoni
- 1 Knoblauchzehe
- 2 Teelöffel Ghee (bekömmliches Fett aus der indischen Küche) oder Rapsöl
- 1 Teelöffel Kreuzkümmelsamen
- ½ Teelöffel Kurkumapulver
- 1 Teelöffel Koriander
- ½ Teelöffel Garam Masala (Gewürzmischung)
- 1 Teelöffel Salz
- 1 Spritzer Zitronensaft

Zubereitung:
Fett im Topf erhitzen und die Kreuzkümmelsamen darin anrösten, Kurkuma hinzufügen. Zwiebel, Peperoni (ohne Kerne) und Knoblauch fein hacken, dazu geben und anbraten. Die Linsen gut waschen und einrühren, kurz anschmoren. Mit 3 ½ Tassen Wasser angießen und aufkochen lassen. Die Hitze zurückschalten und den Dal auf kleiner Flamme köcheln, bis das Wasser verkocht ist. Um eine sämige Konsistenz zu erzielen, den Dal umrühren. Mit Garam Masala, Koriander und Zitronensaft abschmecken.

Tipp:
Das Dal kann für sich gegessen oder als Beilage gereicht werden.

Im Ayurveda, der Traditionellen Indischen Medizin, gilt diese Zubereitungsweise als leicht verträglich für alle Konstitutionstypen und nährend für gesundes Körpergewebe. Die Gewürze wirken förderlich auf die Verdauungsorgane.

Rotes Linsencurry

Zutaten für circa 4 Portionen:

- 120 g rote Linsen
- 1 Bund Frühlingszwiebeln
- 2 Zehen Knoblauch
- 1 rote Paprikaschote
- 2 Esslöffel Oliven- oder Rapsöl
- 1 Teelöffel Currypulver
- ½ Teelöffel Kurkumapulver
- Salz und Pfeffer zum Abschmecken

Zubereitung:

Linsen waschen und in ca. ¼ Liter Wasser aufkochen (Vorsicht, kochen schnell über). Anschließend zugedeckt circa 15 Minuten auf kleiner Flamme garen. Frühlingszwiebeln putzen und in feine Ringe schneiden, Knoblauch schälen und klein hacken, die Paprikaschote waschen und in dünne Streifen schneiden. Das Öl erhitzen und Frühlingszwiebeln, Knoblauch und Paprika circa 3 Minuten anbraten. Gewürze kurz mit anschwitzen, anschließend die gekochten Linsen mit Flüssigkeit dazu geben, unterrühren und abschmecken.

Tipp:

Ein Stück frischen Ingwer (circa 3 cm) schälen, reiben und unterrühren. Wärmt und „bewegt das Qi", heißt es in der Diätetik der Traditionellen Chinesischen Medizin.

> **Gingerol, ein Hauptwirkstoff des Ingwers, wirkt entzündungshemmend. Das Eiweiß der Linsen ist gut für das Immunsystem, denn das Immunsystem braucht Aminosäuren (Grundbausteine des Proteins).**

Linsengratin

Zutaten für 4 Portionen:

- 300 g rote Linsen (auch mit grünen du Puis- oder schwarzen Beluga-Linsen möglich)
- 800 ml Gemüsebrühe
- 700 g Lauch
- 100 g Gouda, gerieben
- 80 g Sonnenblumenkerne
- 20 ml Milch
- 200 ml saure Sahne
- 10 g Butter (zum Dünsten und für die Form)
- 1 Esslöffel glatte Petersilie, gehackt
- 2 Esslöffel Schnittlauchröllchen
- Etwas Kräutersalz
- 1 Prise Pfeffer
- 1 Esslöffel Balsamico Essig

Zubereitung:

Linsen waschen und in der Brühe aufkochen, circa 15 Minuten köcheln lassen, bzw. bis sie weich sind, ohne zu zerfallen. Lauch putzen, waschen und in feine Ringe schneiden, dann in Butter bissfest dünsten. Lauch mit gegarten Linsen mischen, mit Pfeffer, Kräutersalz und Balsamico abschmecken und in eine gefettete Auflaufform geben. Saure Sahne mit Milch glattrühren und darüber verteilen. Sonnenblumenkerne in einer Pfanne ohne Fett hellbraun rösten. Den Auflauf mit Sonnenblumenkernen und geriebenem Käse bestreuen. Bei 190 °C circa 20 Minuten überbacken. Mit frisch gehackter Petersilie und Schnittlauch bestreut servieren.

> Linsen sind ausgezeichnete pflanzliche Eiweißlieferanten und verursachen im Gegensatz zu den anderen Hülsenfrüchten weniger Blähungen, vor allem die roten Linsen.

Linsenpuffer

Zutaten für 4 Portionen:

- 400 ml Gemüsebrühe
- 200 g rote Linsen
- 1 Esslöffel Oliven-, Hanf- oder Rapsöl
- 2 Schalotten, klein gehackt
- 1 rohe Kartoffel
- 1 Ei
- 1 Knoblauchzehe, gepresst
- 1 Teelöffel abgeriebene Schale einer Biozitrone
- 2 Esslöffel Minze oder glatte Petersilie, gehackt
- Salz, frisch gemahlener Pfeffer
- 2 Esslöffel Semmelbrösel
- Gegebenenfalls Mehl zum Binden
- Zum Ausbacken: Olivenöl

Zubereitung:

Öl erhitzen, Schalotten schälen, klein hacken und anschwitzen. Linsen waschen, abtropfen lassen und dazu geben, mit heißer Brühe aufgießen. Zum Kochen bringen und circa. 10 Minuten bei geringer Temperatur garen, anschließend pürieren. Die Kartoffel schälen, fein reiben und dazu geben. Alle anderen Zutaten mit dem Püree vermischen. Mit einem Esslöffel genug Teig für einen Puffer in die Pfanne geben, die Oberfläche glätten und von beiden Seiten goldgelb ausbacken.

Tipp:

Die Linsenpuffer sind am nächsten Tag auch als Snack für unterwegs oder zum Mitnehmen ins Büro geeignet!

Linsen sind gute pflanzliche Eiweißlieferanten und verursachen im Gegensatz zu den anderen Hülsenfrüchten wenig Blähungen. Linsenpuffer stillen das Bedürfnis nach Gebratenem.

Zucchinipuffer

Zutaten für circa 15–20 Stück:

- 2 Zucchini (etwa 250 g)
- 1 Zwiebel
- 2 Esslöffel Olivenöl
- 50 g Schafskäse
- Etwas frische Minze (ersatzweise Dill oder Koriander)
- 50 g Weizen- oder Dinkelvollkornmehl
- 2 Eier
- Meersalz
- Bunter Pfeffer

Zubereitung:

Die Zucchini waschen, abtrocknen, von Stiel- und Blütenansätzen befreien und fein raspeln. Die Zwiebel schälen und sehr fein würfeln. In einer Pfanne 1 Esslöffel Olivenöl erhitzen, Zucchini und Zwiebel darin bei mittlerer Hitze braten, bis die Flüssigkeit, die sich dabei bildet, weitgehend verdampft ist. Das Gemüse in eine Schüssel füllen. Den Schafskäse reiben oder fein zerkrümeln. Minze waschen, die Blättchen fein hacken. Beides mit Mehl und Eiern zur Zucchinimasse geben und gründlich mischen, salzen und pfeffern. Vorsicht: Der Käse ist schon salzig! Die Pfanne mit Deckel erhitzen und einen Esslöffel Olivenöl dazu geben.

Von der Zucchinimasse mit dem Löffel kleine Taler abstechen und in die Pfanne setzen, etwas plattdrücken. Bei mittlerer Hitze in etwa 5–7 Minuten goldbraun braten, dann wenden und in etwa 3–5 Minuten fertig braten. Heiß oder kalt servieren.

Variante:

Mit anderen Gemüsesorten mischen, z. B. mit fein geraspelter Kohlrabi.

Zucchini sind mild und bekömmlich. Sie fördern die Regeneration der Schleimhäute im Dünn- und Dickdarm. Ihre gut resorbierbaren Spurenelemente fördern den gesamten Stoffwechsel. Diese herzhaften Bratlinge stillen den Appetit auf Gebratenes, sind jedoch leichter verdaulich als herkömmliche Pfannengerichte. Die frischen Kräuter wirken wohltuend auf den Verdauungstrakt.

Minibratlinge mit Schafkäse

Zutaten für circa 7–9 Stücke:

- 500 g Kartoffeln
- 100 g Feta
- 1 kleine Zwiebel
- 1 Ei
- 1 Esslöffel Zitronensaft
- 3 Esslöffel gehackter Dill
- Bunter Pfeffer
- 2–3 Esslöffel Oliven- oder Rapsöl zum Braten

Zubereitung:

Kartoffeln mit der Schale etwa 20 Minuten garkochen, schälen und etwas abkühlen lassen. In einer Schüssel zerstampfen und mit dem Schafkäse, der kleingehackten Zwiebel, dem Dill, Ei und Zitronensaft gut vermengen. Mit buntem Pfeffer (frisch gemahlen) abschmecken. Das Salz aus dem Schafkäse reicht oft aus, so dass Sie nicht mehr nachsalzen müssen. Die Masse im Kühlschrank etwas fest werden lassen. Zu walnuss- bis zwetschgengroßen Bällchen formen, flachdrücken und im Öl bei mittlerer Hitze goldgelb braten.

Tipp:

Die Bratlinge schmecken auch kalt gut und eignen sich daher für unterwegs als Zwischenmahlzeit oder Snack.

> Die Eiweißmoleküle von Schafkäse sind gegenüber dem Kuhmilchkäse kleiner und dadurch oftmals bekömmlicher.

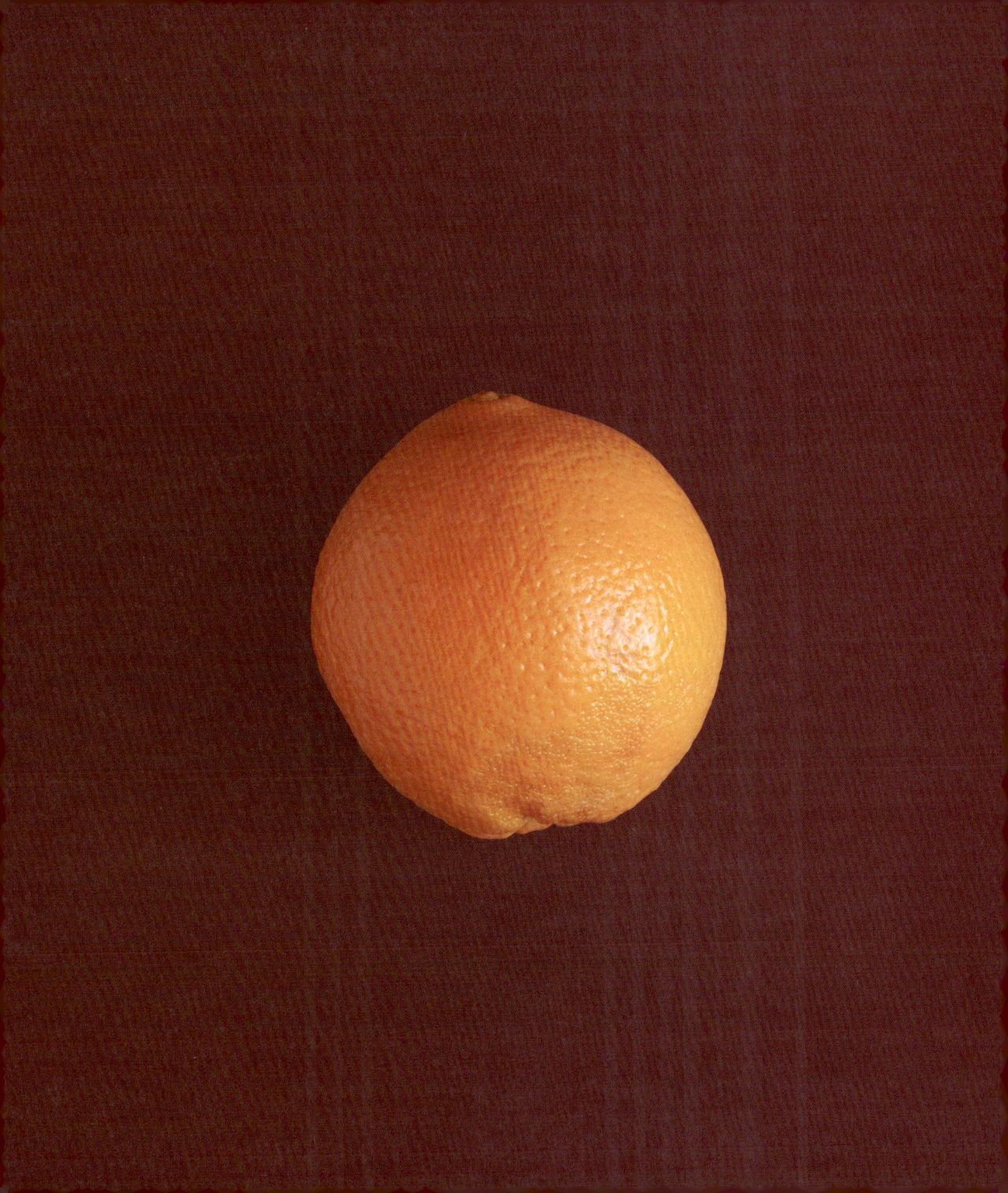

Vollkornpfannkuchen mit Orangensaft

Zutaten für 4 Pfannkuchen:

- 2 Eier
- ¼ Tasse Rapsöl
- 2 Tassen Weizen- oder Dinkelvollkornmehl
- ½ Teelöffel Salz
- Evtl. ½ Teelöffel Natron
- 1 ½–2 Tassen Orangensaft

Zubereitung:

Die Eier mit dem Öl verschlagen. Die trockenen Zutaten vermischen und zur Ei-Öl-Mischung sieben. Orangensaft nach und nach zugießen, bis der Teig die gewünschte Beschaffenheit hat. Die Pfannkuchen in einer mäßig heißen Pfanne backen und servieren.

Variante:

Gemahlene oder fein gehackte Walnüsse unter den Teig heben.

Tipp:

Zu den Pfannkuchen können Sie Aprikosenkompott oder Joghurt bzw. saure Sahne mit etwas Honig reichen.

Vollkornmehl liefert komplexe Kohlenhydrate in Verbindung mit Mineralien und Vitaminen. In dieser Kombination ein einfaches Gericht, das das Bedürfnis nach Gebackenem auf gesunde Weise stillt.

Beilagen

Sesamkartoffeln

Zutaten für circa 4 Portionen:

- 800 g gleich große Kartoffeln (z. B. Drillinge)
- 2 Esslöffel Sesamsaat
- 1 Esslöffel Olivenöl
- Meersalz

Zubereitung:

Den Backofen auf 200 °C vorheizen. Das Backblech mit Olivenöl bepinseln, Sesam und etwas Salz darüber streuen. Die Kartoffeln gründlich waschen und sauber bürsten, abtrocknen, halbieren und abwechselnd mit der Schnittfläche nach oben und unten auf das Backblech legen. Je nach Ofen und Stückgröße circa eine halbe Stunde backen. Zur Reduzierung des Reinigungsaufwands Backpapier verwenden.

Tipp:

Es können auch andere, stärkehaltige Gemüse genommen werden. Leckere Mischungen ergeben sich mit Süßkartoffeln, Pastinaken, Petersilienwurzeln, Kürbis (z. B. Butternusskürbis oder Hokkaido). Gemüsestücke und Kartoffelhälften sollten etwa gleich groß sein, damit sie gleichzeitig gar werden.

> Sesamkartoffeln sind sehr mineralstoffreich. Das Kalzium aus dem Sesam z. B. stärkt die Knochen. Die Kohlenhydrate machen zufrieden, gleichzeitig ist die Kartoffel basisch.

Gekochte schwarze Bohnen

Zutaten für circa 4 Portionen:

- 2 Tassen schwarze Bohnen
- 1 Spritzer Zitronensaft
- 1 Esslöffel Öl (Oliven-, Raps- oder Sesamöl)
- 1 Teelöffel Ingwer
- 1 Stück Wakame oder Kombu (getrocknete Algen)
- Meersalz oder Sojasoße

Zubereitung:

Die Bohnen in kaltem Wasser einweichen (ungefähr 10 Stunden oder über Nacht). (Alternativ: Bohnen aus der Dose). Einweichwasser abgießen. Die Bohnen mit 4 Tassen frischem Wasser (kalt) aufsetzen. Ingwer schälen und reiben, mit Zitronensaft, Öl und Wakame oder Kombu (unterstützt die Bekömmlichkeit) zu den Bohnen geben. 50–60 Minuten köcheln lassen, mit Meersalz oder Sojasoße abschmecken. Kann direkt als Beilage gegessen werden oder püriert als Bohnenmus. Gekühlt hält es sich etwa 3 Tage.

Variante:

Als italienische Variante mit Tomatensoße servieren.

Das Mus ist nährend und aufbauend (proteinreich). Von Natur aus enthalten schwarze Lebensmittel viele essentielle Mineralien und Spurenelemente. Ein weiterer Pluspunkt ist der hohe Gehalt an Antioxidantien. Diese binden freie Radikale und schützen so vor Schädigungen der Zellkerne. Überdies ist die glykämische Last (die Wirkung auf die Blutzuckerkurve) niedrig. In der Diätetik der Traditionellen Chinesischen Medizin unterstützen schwarze Bohnen ganz besonders die Nierenenergie (Nieren-Qi), die dem Element Wasser zugeordnet ist und somit Knochen und Zähne stärkt.

Grüner Spargel

Zutaten für 2 Portionen:

- 750–1000 g grüner Spargel
- 1 Bund frische Kräuter, z. B. Dill, Minze, Basilikum
- 2 Teelöffel geröstetes Sesamöl
- 2 Esslöffel Sesamkerne
- 1 Teelöffel grobkörniges Meersalz

Zubereitung:

Spargel waschen, trocknen und putzen, d. h., die unteren Enden abschneiden und das untere Drittel schälen. In mundgerechte Stücke schneiden. Kräuter waschen, trocknen (Salatschleuder) und in feine Streifen schneiden. Öl erhitzen, Spargel und Salz dazu geben und für 3–5 Minuten unter häufigem Schwenken oder Rühren braten. Evtl. 1 Esslöffel heißes Wasser oder Gemüsebrühe dazu geben. Zum Servieren großzügig mit Kräutern überstreuen. Sesamkerne dekorativ darüber streuen.

Variante:

Statt Sesam können Sie Kürbiskerne, und statt Sesamöl Kürbiskern-, Rapskern- oder Olivenöl verwenden.

> Grüner Spargel liefert u. a. Chlorophyll, Vitamin C und Carotinoide. Kürbiskerne sind gute Zinklieferanten, Sesam enthält Kalzium.

Zucchini aus der Pfanne

Zutaten für 2 Portionen:
- 400 g Zucchini
- 2 Esslöffel Dinkel, geschrotet
- 1 Esslöffel Olivenöl
- 1 Esslöffel Zwiebel, fein gehackt
- 1 Esslöffel Parmesan oder Emmentaler
- Etwas Meersalz
- Frische Kräuter (z. B. Petersilie)
- Zitronensaft

Zubereitung:
Geschroteten Dinkel in der Pfanne ohne Fett sanft anrösten (hellgoldgelb, bis er duftet). Olivenöl und Meersalz dazu geben. Zucchinischeiben (max. 1 cm dick) darauf legen, evtl. mit etwas Wasser ablöschen. 5–10 Minuten garen. Mit ein paar Tropfen Zitronensaft, Kräutern und geriebenem Käse abschmecken.

Zucchini sind mild und sehr bekömmlich. Sie fördern die Regeneration der Schleimhäute im Dünn- und Dickdarm. Ihre gut resorbierbaren Spurenelemente fördern den gesamten Stoffwechsel.

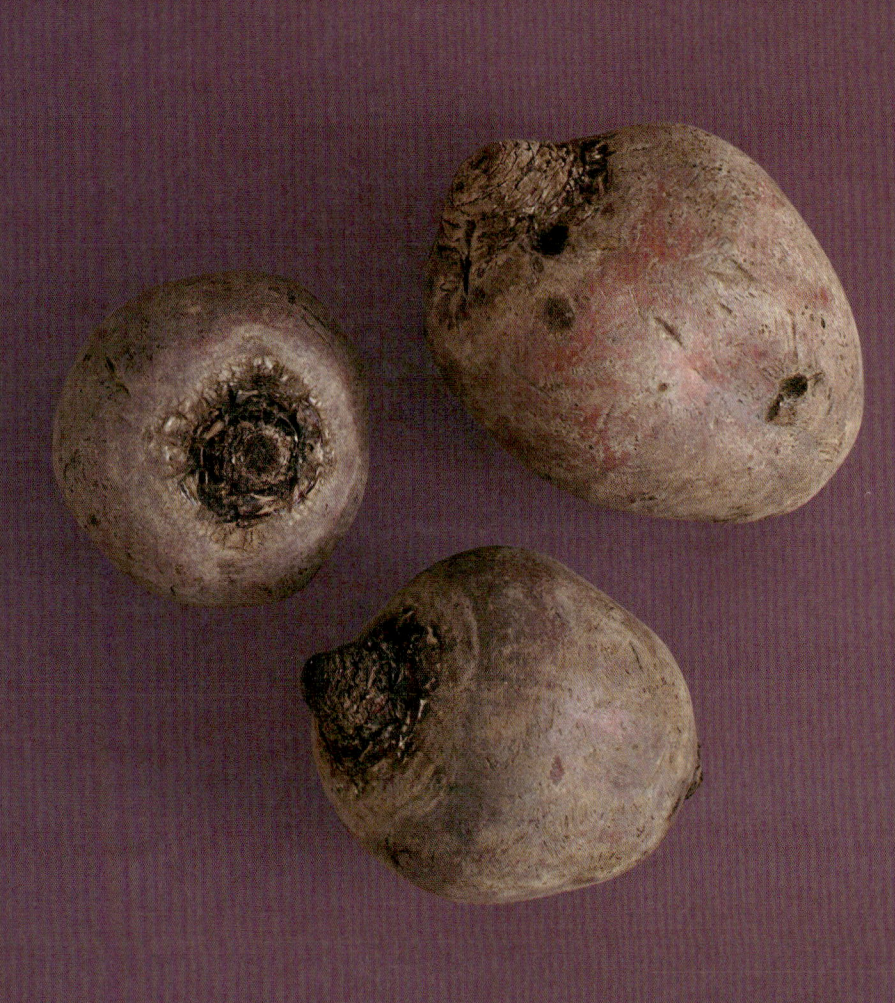

Pasten und Soßen

Hummus mit Roter Bete

Zutaten für circa 6 Portionen:

- 1 gekochte Knolle Rote Bete
- 400 g Kichererbsen aus der Dose
- 1 dicke Knoblauchzehe
- 2 Esslöffel Olivenöl
- 4 Esslöffel Zitronensaft
- 1 Esslöffel Tahin (Sesampaste)
- 2 Teelöffel gemahlener Kreuzkümmel

Zubereitung:

Rote Bete schälen und grob würfeln, Kichererbsen gut abtropfen lassen, die Knoblauchzehe schälen und grob zerkleinern. Alle Zutaten in einen Mixer/ Blender oder ein Püriergefäß geben und flott zu einem Püree mixen. Evtl. noch 1–2 Esslöffel Wasser dazu geben, um die Paste geschmeidiger zu machen.

Tipp:

Hummus schmeckt als Beilagenpüree zu den verschiedensten Gerichten und gibt einen hervorragenden Dip für Gurken-, Sellerie- und Karottensticks. Auch als Brotaufstrich lecker.

> Rote Bete sind u. a. reich an Betain, einem sekundären Pflanzenstoff, der die Funktion der Leberzellen stimuliert, die Gallenblase kräftigt und dabei hilft, die Gallengänge gesund und frei zu halten. Das wiederum sorgt für eine reibungslose Verdauung und unterstützt den Körper, Stoffwechselendprodukte und Toxine auszuscheiden. Kichererbsen sind, wie alle Hülsenfrüchte, reich an Ballaststoffen (wichtig für eine optimale Darmflora). Überdies bestehen Kichererbsen zu etwa 20 % aus Eiweiß und bilden damit eine wertvolle vegetarische Proteinquelle. Auch Mineralstoffe wie Eisen, Zink und Magnesium sind in erwähnenswerten Mengen enthalten.

Möhren-Tomatensoße

Zutaten für circa 4 Portionen:

- 4 Möhren
- 2 Zwiebeln
- 4 Esslöffel Tomatenmark
- 2 Esslöffel Rapskernöl oder Olivenöl
- 1 Prise Chilipulver
- ½ Teelöffel Kreuzkümmel
- 1 Teelöffel Salz

Zubereitung:

Die Möhren und Zwiebeln schälen und in große Stücke schneiden. Zusammen im Öl mild anbraten. Tomatenmark hinzufügen und so viel Wasser angießen, dass die Möhren und Zwiebeln gerade bedeckt sind. Mit Chili und Kreuzkümmel (Cumin) würzen. Bei geschlossenem Deckel 45 Minuten köcheln lassen. Pürieren, mit Salz abschmecken, bei Bedarf noch ein wenig Wasser hinzufügen.

Tipp:

Die Soße harmoniert mit vielen Gerichten, die ohne Soße zu trocken wären, z. B. mit Wurzelpüree aus Petersilienwurzel, Pastinake und Kartoffel oder Süßkartoffel und zu gebackenem Kürbis. Passt auch zu gekochtem Getreide wie Reis, Hirse, Quinoa oder zu Nudeln. Besonders köstlich schmeckt sie zu schwarzen Bohnen.

Im Gegensatz zu fertig gekaufter Soße ist diese frei von Zusatzstoffen. Sehr reichhaltig in Bezug auf Carotinoide (antioxidativ) und verdauungsfördernd. Wirkt regulierend auf die Darmflora.

Rotes Pesto

Zutaten für circa 4–6 Portionen:

- 150 g getrocknete Tomaten, in Olivenöl eingelegt
- 1 rote Zwiebel
- 1 Bund frisches Basilikum
- 2 Teelöffel Balsamico Essig
- 6 Esslöffel Olivenöl
- Etwas Meersalz und schwarzer Pfeffer
- Chilipulver, Paprikapulver
- 70 g Pinienkerne oder Walnusshälften

Zubereitung:

Tomaten klein schneiden. Zwiebel schälen und fein hacken und mit den Tomaten kurz andünsten. Basilikum fein wiegen. Tomaten-Zwiebelmischung mit Nüssen, Gewürzen und Kräutern zu einer feinen Paste pürieren. Mit Knoblauch abgeschmeckt passt das Pesto gut zu Nudeln. Gekühlt ist das Pesto mehrere Tage haltbar.

Das Pesto ist pikant vegetarisch mit vielen Vitalstoffen. Lycopin, der hauptsächliche sekundäre Pflanzenstoff der Tomate, gilt als „anti-Krebs-aktiv". Aus gegarten bzw. verarbeiteten Tomaten kann der Körper mehr davon resorbieren als aus rohen. Nüsse steigern die Nährstoff- und die Energiedichte.

Shiitake-Aramesoße

Zutaten für 4 Portionen:

- 1 Händchenvoll Arame (Alge)
- 1 daumengroßes Stück Ingwer
- 4 Shitake-Pilze, getrocknet, Güteklasse A
- 1–2 Teelöffel Kuzu zum Andicken (auch anderes Bindemittel möglich, z. B. Pfeilwurzelstärke)
- Etwas Sojasoße
- 1 Spritzer Zitronensaft

Zubereitung:

Arame (eine mild-würzige Vertreterin der Meeresgemüsesorten) 15 Minuten kochen, Wasser abgießen. ¼ Liter kochendes Wasser über die Pilze gießen und für 30 Minuten einweichen (Einweichsud für die Soße nutzen). Die Pilze in feine Streifen schneiden und wieder in die Flüssigkeit geben. Ingwer schälen, reiben und in die Flüssigkeit ausdrücken. Arame dazu geben, zusammen 20 Minuten köcheln lassen. Mit Kuzu andicken. Mit Sojasoße abschmecken und 1 Spritzer Zitronensaft hinzufügen.

Diese spezielle Soße ist ein traditionelles Heilrezept aus der makrobiotischen Küche – nicht für den Alltag, sondern eher für schwierigere Phasen, wenn z. B. die Therapie (zu) anstrengend wird. Shitake-Pilze werden in der TCM als Heilpilze verwendet und zeichnen sich – wie auch andere Speisepilze – durch einen relativ hohen Vitamin D-Gehalt aus (sonst selten in pflanzlichen Lebensmitteln). Das in Pilzen enthaltene Germanium stärkt die Abwehrkräfte, ebenso die Inhaltsstoffe von Algen. Manche Krebsforscher sind der Meinung, dass der hohe Algenverzehr in der japanischen Bevölkerung ein Grund für die niedrigeren Krebszahlen (vor allem Brustkrebs) ist. Shiitake-Aramesoße ist wohltuend bei Medikamenteneinnahme. Sie ist reizlindernd für Magen und Darm, auch bei Sodbrennen oder Reizdarm.

Tzatziki

Zutaten:
- 250 g Quark
- 1 Salatgurke
- 4 Esslöffel Leinöl
- 2–3 Knoblauchzehen
- 2 Esslöffel Milch oder Joghurt
- Nach Belieben frische Kräuter
- 1 Esslöffel Zitronensaft und/oder 1 Spritzer Sojasoße
- 1 Teelöffel Senf

Zubereitung:
Quark mit Leinöl, Milch oder Joghurt, Kräutern, Zitronensaft und Senf gut vermengen. Die Salatgurke schälen und raspeln, Wasser ausdrücken. Knoblauch hacken oder pressen, beides gut unter die Quark-Joghurt-Creme rühren

Die Schwefelverbindungen aus dem Knoblauch, insbesondere roh verzehrt, wirken u. a. antibakteriell. Leinöl zeichnet sich durch einen hohen Anteil der alpha-Linolensäure, eine Omega-3-Fettsäure, aus. Die Lactobazillen (Milchsäurebakterien) sind wichtig für eine gesunde Darmflora.

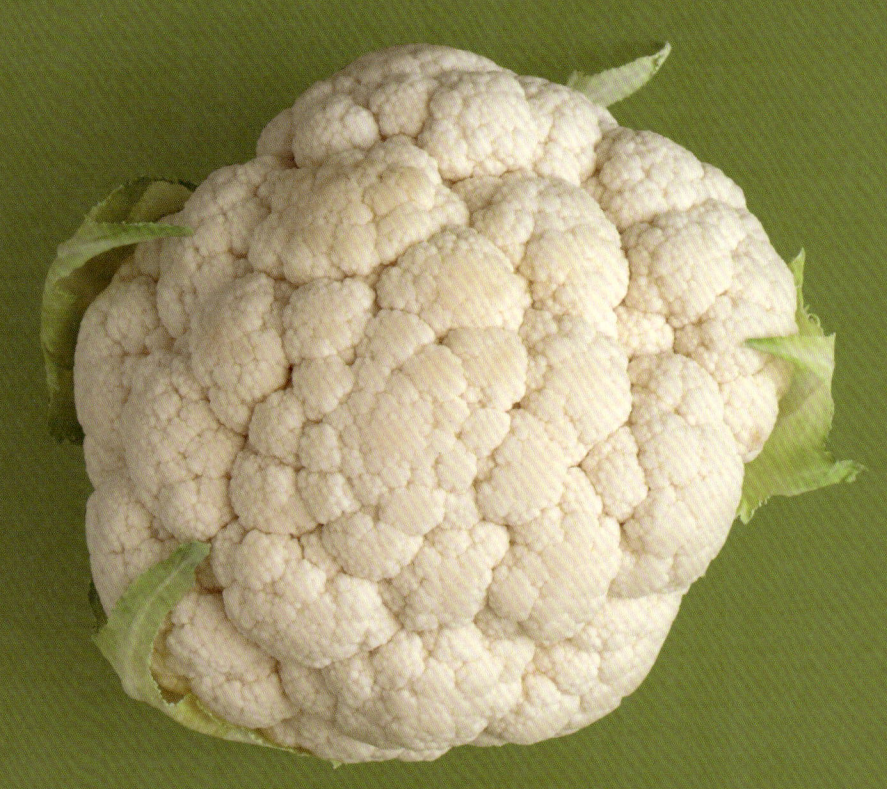

Salate und Rohkost

Blumenkohlfrischkost

Zutaten für 4 Portionen:

- 1 Banane
- 1 Zitrone
- Curry, weißer Pfeffer, Meersalz
- 150 g Kokoscreme
- 400 g Blumenkohl
- ½ Kopf Radicchio

Zubereitung:

Die geschälte Banane mit einer Gabel zerdrücken und mit Zitronensaft, den Gewürzen und der Kokoscreme zu einer würzigen Soße vermischen. Blumenkohl waschen, grob raspeln und unter die Soße heben. Radicchioblätter waschen, trocken schleudern und in Streifen schneiden, untermengen. Das Auge isst mit.

Variante:

Den Blumenkohl auf den ganzen Radicchioblättern anrichten.

Da die Glucosinolate aus den Kohlsorten durch Erhitzen abgebaut werden, ist es sinnvoll, (Blumen-)Kohl auch mal roh zu essen. Die milden Bitterstoffe aus dem Radicchio stärken Leber/Galle. Selen (von der Kokosnuss) ist unverzichtbar für das Immunsystem.

Brokkolisalat

Zutaten für 1 Portion:

- 150 g Brokkoli
- ½ kleine Zwiebel
- 1 Tomate
- 1 Esslöffel Sauerrahm
- 1 Esslöffel Zitronensaft
- Etwas Senf
- Kräutersalz, Pfeffe , Muskat

Zubereitung:

Brokkoli waschen, putzen und in kleine Röschen teilen. Zwiebel schälen und fein würfeln. Die Tomate waschen und in Scheiben schneiden. Sauerrahm, Zitronensaft und Gewürze gut vermischen und mit den Brokkoliröschen vermengen, abschmecken. Den Brokkolisalat auf einem Teller anrichten und mit den Tomatenscheiben garnieren.

Brokkoli ist Spitzenreiter in Bezug auf antikanzerogene Inhaltsstoffe wie Glucosinolate, Folsäure u.v.a.m. Da etliche dieser Vitalstoffe hitzelabil sind, empfiehlt sich auch der Rohgenuss.

Chicoréesalat (als Beilage oder als Snack)

Zutaten für circa 4 Portionen:
- 2 Äpfel (z. B. Cox)
- Saft einer Zitrone
- 1 Esslöffel Walnussöl
- 1 große Prise Koriandersamen, leicht angequetscht
- 2 Stück Chicorée, weiß
- 2 Stück Chicorée, rot
- 100 g frische Kräuter, z. B. Wasserkresse
- 75 g Walnüsse, grob gehackt

Zubereitung:
Die gewaschenen Äpfel vierteln, vom Kerngehäuse befreien und in dünne Scheiben schneiden. In einem tiefen Teller mit Zitronensaft und Walnussöl überträufeln. Die Koriandersamen darüber streuen. Die gewaschenen und abgetropften Chicoréeblätter auf einer Platte arrangieren, ebenso die Wasserkresse. Darüber die Apfelscheiben mit der Flüssigkeit verteilen. Zuletzt die Walnussstückchen aufstreuen und servieren.

Chicorée ist ein sehr gesundes Wintergemüse, das viel Provitamin Carotin und die Vitamine B1, B2 und C liefert, überdies noch Folsäure und viele Mineralien (alles wichtig für Blutbildung, Knochenaufbau und Nervenstoffwechsel). Zudem unterstützen die enthaltenen Bitterstoffe den Magen und regen Appetit und Verdauung an. Basisch und leicht nach unten ausleitend.

Glasnudelsalat

Zutaten für 5 Portionen:

- ½ Spitzkohl
- 1 Möhre
- Circa 250 g Glasnudeln

Für die Soße:

- 50 g Ingwer
- ½ Bund Koriander
- 4 Esslöffel Hanföl
- 1 kleine Chilischote
- 2 Esslöffel Shoyu-Sojasoße
- 2 Frühlingszwiebeln
- ½ Teelöffel Agavendicksaft oder Akazienhonig
- 25 g Hanfsamen geschält
- Saft von ½–1 Zitrone
- 1 Zweig Minze
- 1 Prise Salz

Zubereitung:

Spitzkohl waschen, putzen und in feine Streifen schneiden, salzen und weich kneten. Möhre waschen, eventuell schaben und in feine Streifen schneiden, salzen und 10 Minuten stehen lassen. Glasnudeln mit heißem Wasser übergießen, 10 Minuten ziehen lassen und anschließend abgießen. Koriander fein hacken, Chilischote und Zwiebel in feine Ringe, Minzblätter in feine Streifen schneiden. Für die Soße den Ingwer schälen, reiben und auspressen und mit Hanföl, Shoyu, Agavendicksaft und Zitrone mischen. Mit Salz abschmecken und unter den Salat heben.

> Hanföl verfügt über ein hervorragendes Fettsäurespektrum (z. B. hoher Anteil an Omega-3-Fettsäuren). Geschälte Hanfnüsse sind eine gesunde Knabberei.

Heringssalat

Zutaten für 4 Portionen:

- 4 Heringe (Bismarck oder Matjes), küchen- bzw. verzehrfertig (z. B. aus dem Glas)
- 4 Gewürzgurken
- 2 kleine Zwiebeln
- 1 großer Apfel (z. B. Boskop)
- 2 Esslöffel Zitronensaft
- 150 g saure Sahne
- 100 g Joghurt
- 1 Esslöffel Meerrettich (scharf, aus dem Glas oder frisch gerieben)
- 4 Esslöffel Reisessig (sehr mild)
- 3 Esslöffel Rapsöl
- Salz, Pfeffer frisch gemahlen
- 1 Bund Schnittlauch, Dill oder Petersilie

Zubereitung:

Heringe in kleine Stücke, die Gewürzgurken in Scheiben schneiden. Zwiebeln schälen und in dünne Ringe schneiden. Apfel waschen, vierteln und entkernen; würfeln und mit Zitronensaft beträufeln. Saure Sahne mit Joghurt, Meerrettich, Essig und Öl verrühren, mit wenig Salz und Pfeffer nach Belieben abschmecken. Alle Zutaten gründlich mit der Soße mischen, mindestens eine Stunde ziehen lassen. Die Kräuter waschen, hacken und vor dem Servieren aufstreuen.

Variante:

4 Esslöffel Kapern mit in die Sauce geben. Pikant!

Hering liefert, wie andere fette Seefische, Jod, Vitamin D, Omega-3-Fettsäuren und Eiweiß.

Kanarischer Bauernsalat

Zutaten für 2–4 Portionen:

- 500 g Fleischtomaten
- 1 feste Birne
- 1 säuerlicher Apfel
- 2 gelbe Paprikaschoten
- 1 Zwiebel
- 1 Handvoll Portulak, Wasserkresse oder Feldsalat
- Meersalz
- 1 Esslöffel Zitronensaft oder Obstessig
- 4 Esslöffel natives Olivenöl
- 1–2 Esslöffel Kapern

Zubereitung:

Salz mit Zitronensaft oder Obstessig und Öl verrühren. Die Tomaten waschen, achteln, die Achtel noch einmal quer teilen. Die Birne und den Apfel waschen, vierteln, putzen und quer in Scheiben schneiden. Paprikaschoten vierteln, von den Kernen befreien, abspülen und in Streifen schneiden. Zwiebel schälen, halbieren und in dünne Scheiben schneiden. Alles in das Dressing geben. Portulak waschen und sachte trocken schleudern. Alles miteinander vermengen, auf einer Platte anrichten und die Kapern darüber verteilen.

Tomaten sind durch ihren hohen Wassergehalt erfrischend, die Obst- und Gemüsefrüchte stecken voller Vitamine und wertvoller Faserstoffe zum Entgiften. Das dunkelgrüne Blatt wirkt antientzündlich, ebenso wie die kleinen Kapern und das Oleocanthal des Olivenöls.

Möhren-Apfelsalat

Zutaten für 3 Portionen:

- 3 Möhren
- 2 süß-säuerliche Äpfel
- 1 Stück frischer Ingwer
- ½ Zitrone
- 1 Esslöffel Weizenkeim- oder Walnussöl
- 1 Teelöffel Honig
- 150 g fettarmer Joghurt
- Kräutersalz, Pfeffer
- 1 Bund frischer Basilikum (alternativ: Koriander oder Petersilie)

Zubereitung:

Zuerst das Dressing anrühren. Dazu Ingwer schälen und reiben oder durch die Knoblauchpresse drücken, mit Salz, Pfeffer, Honig und Zitronensaft verrühren. Öl und Joghurt unterrühren. Die Äpfel und Möhren waschen, Möhren gegebenenfalls schaben, grob reiben (z. B. mit der Küchenmaschine), dann sofort in das Dressing geben und unterheben.

Variante:

Der Salat schmeckt auch gut in Kombination von Kohlrabi und Möhre oder Rote Bete und Apfel.

Vitalstoffe pur! Mit Rohkost führen wir uns auch die Vitalstoffe zu, die hitzelabil sind. Weizenkeimöl ist eine hervorragende Quelle für Vitamin E (Zellschutzvitamin), und die ätherischen Öle aus den Kräutern stärken das Gemüt.

Rotkrautfrischkost asiatisch

Zutaten für 6 Portionen:

- 1 kg Rotkraut (ohne Strunk)
- 2 Bioorangen
- 25 g frischer Ingwer
- 1 rote Chilischote
- 2 Esslöffel Zitronensaft
- 2 Esslöffel Honig
- 2 Esslöffel Sojasoße
- 5 Esslöffel Rapskern-, Soja- oder Walnussöl (kann auch gemischt werden)
- 2 Teelöffel Sesamkörner
- 1 Bund Frühlingszwiebeln
- Frische Korianderblätter zum Garnieren

Zubereitung:

Das Rotkraut in dünne Streifen schneiden. Von den Orangen die Schale abreiben, dann die Orangen auspressen. Den Ingwer schälen und reiben. Die Chilischote entkernen und fein hacken. Orangenschale mit Orangen- und Zitronensaft, Ingwer, Chili, Honig, Sojasoße und Öl verrühren. Das Kraut mindestens 30 Minuten in der Melange marinieren. Die Frühlingszwiebeln waschen, putzen und in Röllchen schneiden. Sesam hellbraun rösten. Beides über den Rotkrautsalat streuen und mit Korianderblättern garnieren.

Auch bei diesem Rezept ist der Vorteil, dass die Substanzen, die beim Kochen teilweise zerstört werden, erhalten bleiben und dem Organismus voll zur Verfügung stehen. Senföle wirken entzündungshemmend und Anthocyane (für die leuchtende Farbe verantwortlich) gelten als anti-Krebs-aktiv.

Spinatsalat

Zutaten für 4 Portionen:

- 200 g Baby-Blattspinat
- 1 kleine rote Zwiebel
- 2 Esslöffel Walnusskerne, gehackt, evtl. leicht geröstet
- 1 kleiner roter Apfel
- 2 Esslöffel Zitronensaft
- 2 Esslöffel aromatisches Öl (Walnuss-, Mohn-, Hanf-, Haselnussöl)
- ½ Teelöffel Senf
- 1 gute Prise Meersalz
- Schwarzer Pfeffer, frisch gemahlen
- 1 Bund Basilikum

Zubereitung:

Zuerst die Soße aus Zitronensaft, Öl, Senf, Nüssen, Gewürzen und Kräutern herstellen; wenn sie zu zähflüssig ist, ein paar Tropfen Wasser dazu geben. Die gründlich gewaschenen und geputzten Spinatblätter abtropfen lassen. In der Zwischenzeit die Zwiebel schälen und fein würfeln. Den Apfel waschen und in Stückchen schneiden. Beides unter die Soße mischen. Die Spinatblätter ebenfalls unterheben.

Dieser Salat ist vitalstoffreich und verdauungsfördernd. Auch hier gilt: Was sonst meist in gekochter Form verzehrt wird, auch einmal roh genießen und die hitzeempfindlichen Stoffe aufnehmen und dem Körper zur Verfügung stellen. Das stillt den sogenannten Zellhunger auf leckere Art.

Möhrenjoghurt als Soße oder Dip

Zutaten für 4 Portionen:

- 200 g junge Möhren
- 1–2 Knoblauchzehen
- 1 Esslöffel Olivenöl
- Meersalz
- 1 Bund frischer Dill, alternativ Koriander (nach Geschmack)
- 200 g Joghurt, evtl. aus Schaf- oder Ziegenmilch

Zubereitung:

Die geschälten Möhren fein raspeln. Das Olivenöl sanft erhitzen und die Möhrenraspel darin mild andünsten. Mit Meersalz abschmecken, in eine Schüssel geben, abkühlen lassen. Den Dill waschen, trocken schwenken oder tupfen und ohne die gröbsten Stiele fein hacken. Knoblauch schälen und pressen und zusammen mit dem Dill und dem Joghurt mit den Möhren vermischen. Noch einmal abschmecken.

Dieser Joghurt ist erfrischend, dient der Darmpflege und hat gleichzeitig einen antioxidativen Effekt. Dill und Koriander wirken krampflösend und entzündungshemmend.

Nachspeisen, Shakes und leichte Zwischenmahlzeiten

Bananentraum

Zutaten für 1–2 Portionen:

- 1 reife Banane
- 1 Becher Naturjoghurt, Seidentofu, Magerquark oder Sojaghurt
- 1 Esslöffel Cashewkerne
- Gewürze nach Geschmack, z. B. Vanille, Kardamom, Nelke, Zimt

Zubereitung:

Die geschälte Banane für ca. ½ Stunde ins Eisfach legen. Mit den anderen Zutaten im Mixer pürieren und abschmecken.

Varianten:

Kühle Beerenträume (anstatt Banane z. B. tiefgekühlte Himbeeren, etwas antauen lassen und alle Zutaten kräftig mixen).

Bananen sind präbiotisch (enorm förderlich für eine ausgewogene Darmflora), und ihr Magnesium ist das wichtigste „Anti-Stress-Mineral". Ihr natürlicher Gehalt an Frucht- und anderen Zuckern befriedigt das Süß-Bedürfnis.

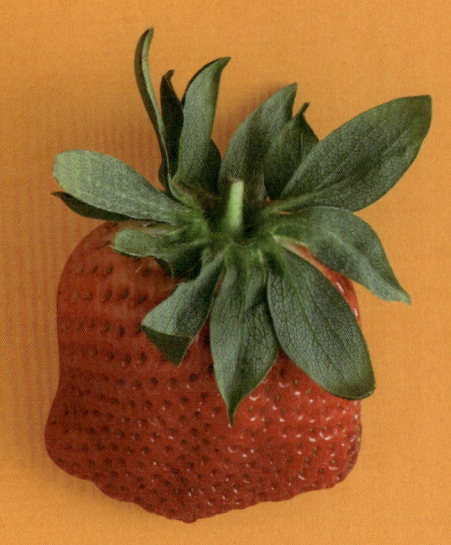

Erdbeertraum

Zutaten für 4 Portionen:

- 250 g frische, geputzte Erdbeeren
- 200 g Joghurt oder Seidentofu
- 1–2 Esslöffel Süßungsmittel (Akazienhonig, Agaven- oder Maulbeersirup)
- 1 Prise echte Bourbonvanille
- Pro Portion 1 Beere und Minze- oder Zitronenmelisseblätter für die Garnitur (nach Belieben)

Zubereitung:

Erdbeeren waschen und entstielen. Mit den anderen Zutaten in ein hohes Gefäß geben und mit dem Mixstab pürieren. In kleine Schälchen füllen, mit einer Erdbeere und eventuell einem Minze- oder Zitronenmelisseblatt dekorieren und als Nachtisch oder erfrischende Zwischenmahlzeit (vielleicht einmal statt Kuchen) servieren.

Tipp:

Die Süßspeise ist auch mit Himbeeren lecker! Auch tiefgekühlte Früchte eignen sich!

Vitamin C und wertvolle Fruchtsäuren aktivieren den Stoffwechsel. Joghurt oder Tofu tragen zur Eiweißversorgung bei. Der Appetit auf Süßes wird gesund gestillt. Erfrischend.

Avocado-Sanddornkefir

Zutaten für 4 Portionen:

- 1 Avocado
- 500 ml Kefir
- 4 Esslöffel Sanddorn-Elixier
- 150 ml Mineralwasser

Zubereitung:

Avocado halbieren, entsteinen und mit dem Löffel das Fruchtfleisch ausschälen. Mit einer Gabel zerdrücken oder in große Stücke schneiden und mit den restlichen Zutaten, bis auf das Wasser, pürieren. Zuletzt das Mineralwasser untermischen und sofort servieren.

Avocados liefern neben „gutem" Fett (je nach Sorte bis zu 30 %, überwiegend die günstige Ölsäure) essentielle Aminosäuren (Eiweiß) und von einigen B-Vitaminen mehr als alle anderen Früchte. Die B-Vitamine sind gut für Gehirn, Nerven und Haut. Sanddorn steuert Vitamin C bei und unterstützt die Infektabwehr. Die Milchsäurebakterien im Kefir sorgen für eine gesunde Darmflora.

Heidelbeercocktail

Zutaten für 4 Portionen:
- 250 g Sojaghurt natur
- 2 Esslöffel Heidelbeermarmelade (mind. 70 % Frucht)
- ½ Liter Flüssigkeit

Zubereitung:
Sojaghurt, Marmelade und Flüssigkeit mit dem Pürierstab oder im Mixer kurz mischen und sofort servieren.

Varianten:
Geben Sie vor dem Servieren ein paar Spritzer Zitronensaft in den Cocktail, oder verwenden Sie statt der Marmelade frische Heidelbeeren und geben nach Belieben und Geschmack etwas Süßungsmittel (z. B. Honig, Agavensirup) zu.

Heidelbeeren enthalten, wie alle roten oder blau-lila Obst- und Gemüsesorten, Anthocyane, denen man eine krebshemmende Wirkung nachsagt. Ihre Gerbstoffe helfen bei Durchfall.

Mandelmilch

Zutaten für 1 Portion:
- 1 Esslöffel Mandelmus
- 200–250 ml Flüssigkeit (Wasser, Milch, Reismilch, Hafermilch, Sojamilch, Hirsemilch)

Zubereitung:
Das Mandelmus mit der Flüssigkeit in einem geeigneten Gefäß mit einem Pürierstab verquirlen. Gekühlt ist die Mandelmilch ein paar Tage haltbar.

Mandeln sind cholesterinfrei und reich an wertvollen Vitaminen, Mineralstoffen wie Kalzium, Magnesium, Kupfer und Zink, Ballaststoffen und sekundären Pflanzenstoffen.

Mangomilchshake

Zutaten für 4 Portionen:
- 300–400 ml Mangosaft
- 500 ml Reis-, Hafer-, oder Sojamilch

Zubereitung:
Beide Flüssigkeiten in ein hohes Gefäß füllen, mit dem Mixer oder Pürierstab kurz vermischen und sofort servieren.

Variante:
Das Mango-Milchshake schmeckt auch mit Kefir oder Ayran.

Mangos enthalten Carotine, Vitamine, Mineralien, Spurenelemente und Enzyme. Sie unterstützen die Hauterneuerung und die Bildung von Nervenbotenstoffen. Durch die Verwendung von Milch-Alternativen erhalten Sie ein erfrischend-leichtes und zugleich nährendes Getränk.

Melonenbuttermilch

Zutaten für 1 Portion:
- 150 g Wassermelonenfruchtfleisch
- 70 ml Buttermilch

Zubereitung:
Das Fruchtfleisch (ohne Kerne) und die Buttermilch in einem geeigneten Gefäß mit dem Stabmixer pürieren.

Variante:
Die Hälfte des Wassermelonenfruchtfleisches durch anderes Saisonobst ersetzen, z. B. Aprikosen oder Kirschen.

> Die Melonen-Buttermilch ist kalorienarm, eiweißreich und erfrischend. Die Buttermilch fördert eine gesunde Darmflora. Wassermelone lindert Hitzesymptome, z. B. aufgrund von Radiotherapie, und bringt Carotinoide (Hautschutz) mit.

Gewürzjoghurt

Zutaten für 1 Portion:

- 1 kleiner Biojoghurt (120–250 g)
- 1 Espressolöffel Kurkuma (Gelbwurz)
- 1 cm frischer Ingwer
- ½ Espressolöffel Zimt
- 1 Prise schwarzer Pfeffer
- 2 Teelöffel Leinöl
- Süßungsmittel (Akazienhonig, Kokosblütenzucker, Maulbeersirup, Agavensirup, Stevia)

Zubereitung:

Öl und Joghurt verrühren. Den Ingwer schälen und hacken oder reiben. Die Gewürze dazu geben und alles verrühren. Nach Geschmack süßen.

Variante:

Kann als Gewürzjoghurt gegessen oder mit Wasser verdünnt als Getränk genossen werden. Statt Joghurt können Sie auch Rote Grütze nehmen.

Milchsäurebakterien aus dem Joghurt sind probiotisch und unterstützen den Darm. Das Leinöl liefert hochwertige Omega-3-Fettsäuren, die Gewürze wirken entzündungshemmend.

Süße Hirsespeise

Zutaten für circa 4 Portionen:

- 2 Tassen frisch gepresster Orangensaft
- 1 Tasse Wasser
- 1 Tasse Hirse
- ½ Teelöffel Meersalz
- ½ Teelöffel Zimt
- 1 kleines Stückchen Ingwer, geschält und gerieben
- 1 Messerspitze Kardamom, gemahlen
- 1 Tasse Milch, Reismilch, Mandelmilch oder Sojamilch
- 1 Teelöffel Orangenzester (unbehandelte Bioorange)
- 1 Esslöffel Süßungsmittel (Ahornsirup, Agavensirup, Honig, Maulbeersirup)
- 2 Tassen Lieblingskompott
- 2 Esslöffel leicht geröstete Mandeln
- Nach Belieben 1 Teelöffel aromatisches Öl (z. B. Mohnöl, Haselnussöl usw.)

Zubereitung:

Orangensaft und Wasser zum Kochen bringen. Die Hirse mit warmem Wasser waschen, um die Bitterstoffe herauszulösen. Mit Salz, Zimt, Ingwer und Kardamom in die Orangensaft-Wasser-Mischung geben. Wenn es kocht, abdecken und bei kleiner Hitze für 25 Minuten köcheln lassen (simmern). Die Milch hinzufügen, gut umrühren. Die Orangenschale und das Süßungsmittel ebenfalls untermischen. Zum Servieren etwas Kompott und geröstete Mandeln darübergeben, evtl. noch mit einem Teelöffel aromatischem Öl beträufeln.

Die Süßspeise mineralisiert, entlastet, baut körperlich und seelisch auf: Hirse liefert B-Vitamine und Mineralien, neben Eisen vor allem viel Kieselsäure (Silizium). Das macht sie gut für Haut, Haare, Nägel und Nerven. Überdies gilt die Hirse als sehr basisches Getreide. Dieses warme Frühstück stärkt Sie für den Vormittag. Die Hirsespeise regt sanft die Verdauung an und reduziert einen übermäßigen Drang auf Süßigkeiten.

Nektarinentarte

Zutaten für den Teig (Springform mit 26 cm Durchmesser):

- 175 g Dinkelvollkornmehl
- 75 g weiche Butter
- 30 g Magerquark
- 50 g Vollrohrrohzucker
- Schale einer halben Biozitrone
- 1 Eigelb
- 1 Prise Salz

Zutaten für den Belag:

- 6–8 mittelgroße, reife, saftige Nektarinen
- 25 g Butter
- Saft und geriebene Schale einer halben Biozitrone
- 3 Messerspitzen Bourbonvanillepulver
- Andere Gewürze nach Geschmack
- 2 Esslöffel gemahlene Mandeln
- 2 Esslöffel dunkle Beerenmarmelade mit hohem Fruchtanteil (70 %)
- 3 Esslöffel gehackte Pistazienkerne

Zubereitung:

Backofen auf 180 °C vorheizen. Eine Springform mit Butter einfetten und mit Mehl bestäuben. Aus den Zutaten einen Mürbeteig zubereiten und in die Form geben. Ausstreichen oder -rollen und mit den Fingern einen Rand hochdrücken.

Den Teigboden mit einer Gabel mehrmals einstechen und zugedeckt im Kühlschrank ruhen lassen. Die Nektarinen gründlich waschen, entkernen und in grobe Stücke schneiden. Mit dem Zitronensaft, der Zitronenschale und der Vanille in einer Schüssel gut mischen. In einer (beschichteten) Pfanne bei niedriger Temperatur die Butter schmelzen und ganz leicht aufschäumen lassen. Obststücke in die Pfanne geben und unter sanftem Rühren warm werden lassen. Die Nektarinenstücke in einem großen Sieb ein wenig abtropfen lassen. Den Mürbeteigboden mit den gemahlenen Mandeln bestreuen und die Früchte darauf verteilen. Die Tarte bei 175 °C eine gute halbe Stunde backen. Einige Minuten auskühlen lassen, mit der Beerenmarmelade verzieren (z. B. Tupfer). Die Pistazienkerne darüberstreuen und servieren.

Backzeit: 30 Minuten

Backtemperatur: 175 °C

Die Tarte ist leicht und lecker. Das Dinkelvollkornmehl ist reich an Mineralien, oftmals verträglicher als Weizen und scheint eine insgesamt harmonisierende Wirkung auf den Körper zu haben. Dinkel wurde bereits von der Hl. Hildegard von Bingen für die Rekonvaleszenz empfohlen. Nektarinen – ebenso wie Pfirsiche – üben einen positiven Einfluss auf Fettzellen und auf Zellen der Gefäßinnenwände aus.

Mandelgebäck

Zutaten für den Teig:
- 300 g Dinkelvollkornmehl
- 160 g weiche Butter
- 1 Prise Salz
- 40 g Honig
- 2 Esslöffel Wasser

Zutaten für den Belag:
- 80 g Honig
- 4 Teelöffel Butter
- 1 Teelöffel gemahlene Vanille
- 300 g Mandelblättchen
- Etwas Butter

Zubereitung:
Das Mehl mit der Butter, dem Salz und dem Wasser verkneten, 15 Minuten kühl stellen. Backofen auf 200 °C vorheizen. Den Teig auf der leicht bemehlten Arbeitsfläche ausrollen. Die Teigplatte auf das gefettete Backblech legen und mit den Händen andrücken. Mit einer Gabel den Teig gleichmäßig einstechen. Den Teig im Backofen auf mittlerer Schiene circa 10 Minuten vorbacken. Für den Belag den Honig, die Butter und die Vanille sanft erwärmen. Die Mandelblättchen gut unterrühren. Diese Mischung mithilfe eines angefeuchteten Teigschabers gleichmäßig auf der (vorgebackenen) Teigplatte verteilen und leicht andrücken. Das Gebäck goldbraun backen. In Stücke schneiden und auskühlen lassen.

Backzeit: 8–10 Minuten
Backtemperatur: 190 °C

Das Dinkelvollkornmehl ist reich an Mineralien, viel verträglicher als Weizen und scheint eine insgesamt harmonisierende Wirkung auf den Körper zu haben. Mandeln sind cholesterinfrei und reich an wertvollen Vitaminen, Kalzium, Magnesium, Kupfer und Zink, Ballaststoffen und sekundären Pflanzenstoffen.

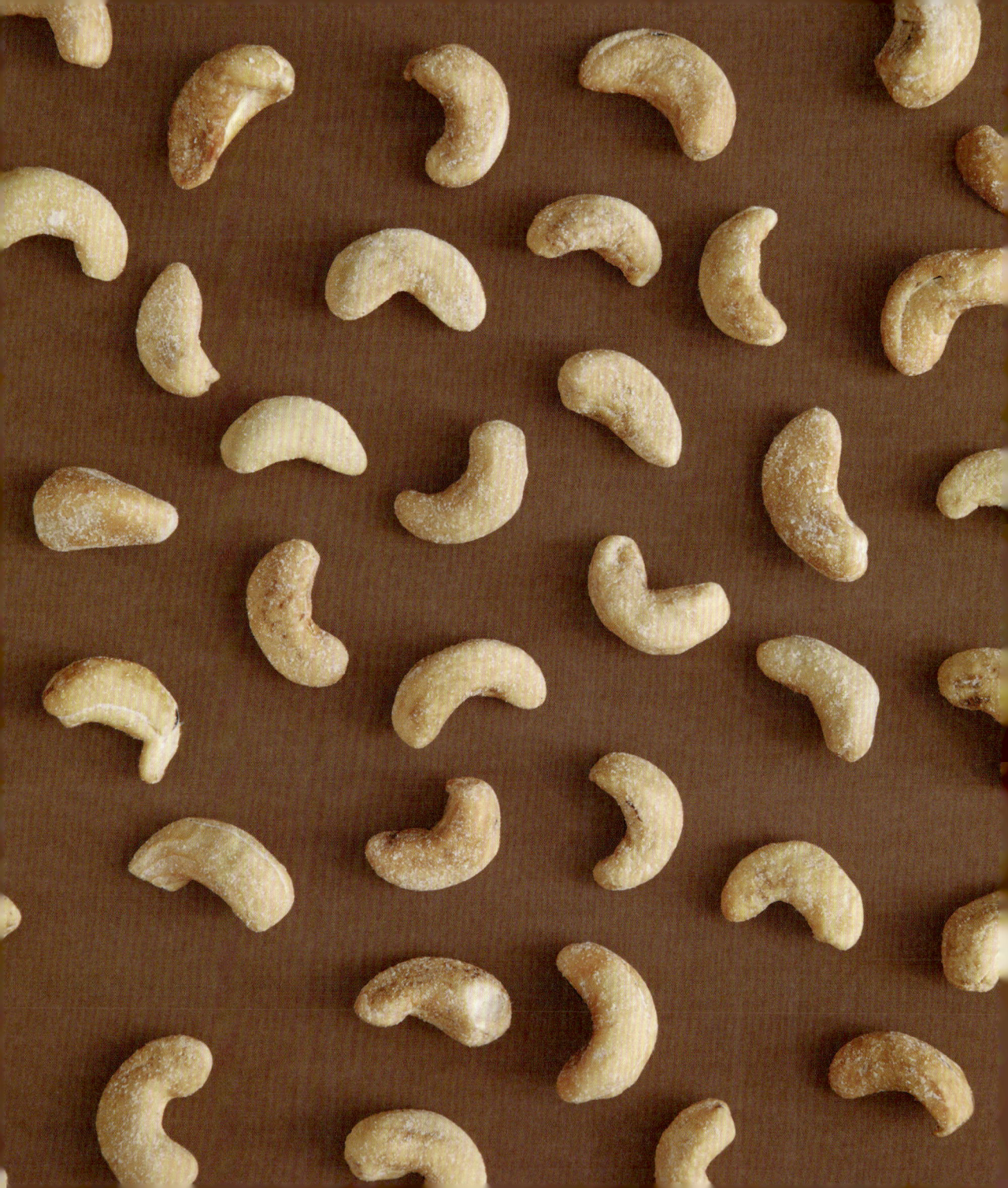

Salziger Snack

Zutaten:
- Cashewkerne
- 1 Spitzer Sojasoße

Zubereitung:
Cashewkerne bei sanfter Hitze in der trockenen Pfanne unter Rühren hellgold-gelb rösten. In eine Schale geben, mit einem Spritzer Sojasoße würzen.

Varianten:
Statt Cashews geschälte Hanfnüsschen, Pinien- oder Sonnenblumenkerne nehmen.

Für eine süße Variante Pecannüsse verwenden und anstelle von Sojasoße et-was Honig nehmen. Achtung klebt, deshalb am besten auf Backpapier zubereiten.

Cashews sind reich an Tryptophan, können dadurch – mittels Förderung der Serotoninbildung – das Einschlafen erleichtern. Da Nüsse grundsätzlich sehr energiereich sind, essen Sie bei Übergewicht täglich nicht mehr als circa 30 Gramm (ein „Händchen voll").

Getränke

Frühlingskurtee

Zutaten für 1 Tagesration:

- 1 Liter Wasser
- 1 Esslöffel Mungbohnen
- 1 Teelöffel getrocknete Minze (oder 1 Zweig frische)
- Evtl. 1 Spritzer Zitronensaft

Zubereitung:

Wasser mit den Mungbohnen aufkochen und bei geringer Hitze ½ Stunde köcheln lassen. Abseihen und nach Geschmack mit Zitrone abschmecken. Die Bohnen werden weggeworfen.

Tipp:

Als Frühlingskur den Tee über den Tag verteilt trinken (Thermoskanne). Er kann über einige Tage hinweg und dann nochmal zwischendurch an sehr heißen/ schwül-warmen Sommertagen genossen werden.

Minze öffnet kleinste Energiebahnen im Körper, Mungbohnen leiten nach unten aus – besonders die Giftstoffe aus der Leber.

Grüner Smoothie für Gurken- und Selleriefans

Zutaten für 2 Portionen:

- ½ Salatgurke (circa 200 g)
- 2 Stangen Staudensellerie
- 100–150 ml Buttermilch
- Frische Kräuter
- Kräutersalz

Zubereitung:

Die Gurke schälen. Den Staudensellerie putzen und waschen. Beides mit der Buttermilch im Mixer pürieren. Nach Belieben mit frischen Kräutern, z. B. Dill, Bärlauch oder Majoran, und einer Prise Kräutersalz abschmecken.

Durch die neutralisierende bzw. magensäurereduzierende Wirkung wohltuend ausgleichend bei Sodbrennen. Unterstützt und entlastet Verdauungstrakt und Stoffwechsel.

Wohltuende Getränke in der kalten Jahreszeit

„Etwas Warmes braucht der Mensch." – Neben den bekannten und beliebten Kräuter- und Früchtetees gibt es weniger bekannte, ebenfalls sehr wohltuende Getränkerezepte, die wir hier kurz vorstellen:

Oolong-Tee, ein mild gerösteter Grüntee, wird zubereitet wie ein normaler Aufguss (wie englischer Tee). Er wirkt aufgrund seines Herstellungsverfahrens nur leicht anregend, da er nur noch wenig Teein enthält; wirkt leicht beruhigend auf die Verdauung und leicht basisch (ausgleichend).

Gewürztee (z. B. Yogi-Tee) zubereiten und mit einem kräftigen Schluck Apfel- oder Birnensaft süßen. Wärmt und stillt die Lust auf Süßes.

Naturtrüben Apfelsaft erhitzen und als Heißgetränk genießen. Wärmt, spendet Energie, ist gut für den Darm und stillt die Lust auf Süßes. Oder eine Tasse sehr heißes Wasser mit einem guten Schuss Apfelsaft „aufpeppen".

Statt eines Tees einmal **eine Tasse gute Brühe** trinken. Stärkt, mineralisiert und wärmt. (Gemüsebrühe selbst herstellen oder eine gute Instant-Qualität wählen, d. h., ohne gehärtete Fette, frei von tierischen Fetten).

Schon fast **ein Klassiker:** Für eine Tasse ein etwa 1 cm großes Stück frischen Ingwer schälen, in Scheiben schneiden, mit kochendem Wasser übergießen und ein paar Minuten ziehen lassen, abgießen, in kleinen Schlucken trinken. Wärmt und stärkt die Abwehr.

Rosenblütenknospentee (Aufguss): Leicht, nicht anregend, tut gut, wenn uns „eine Laus über die Leber gelaufen ist".

Hatomugitee – (aus der Perlgerste) basisch und gut bei Darmträgheit. Man bekommt ihn im Biosupermarkt oder im makrobiotischen Internet-Versand.

Die Autorin

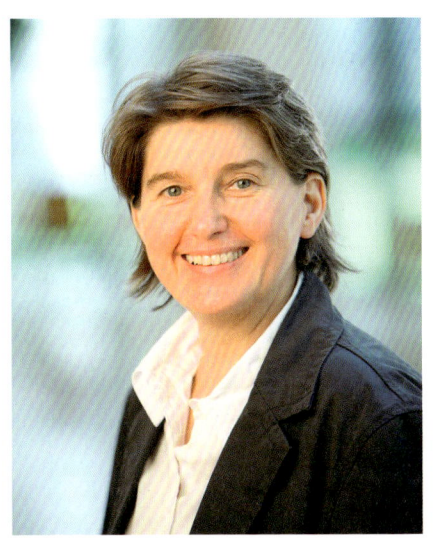

Sabine Pork ist Ökotrophologin und seit mehr als zehn Jahren als Ordnungstherapeutin in der Klinik für Naturheilkunde und Integrative Medizin am Essener Knappschaftskrankenhaus tätig. Ihr Schwerpunkt ist die Ernährung. Frau Porks besonderes Interesse gilt den ernährungsmedizinischen Zusammenhängen und den ernährungstherapeutischen Möglichkeiten – immer mit dem Blick auf andere medizinische Systeme wie die Traditionelle Chinesische Medizin oder Ayurveda. 2011 erwarb sie das Zertifikat „Ernährungsmedizin in der Onkologie" der Klinik für Tumorbiologie in Freiburg.

Danksagung

Für ihre Inspiration, ihre Rezeptideen und ihre kreative Unterstützung bei der Erstellung dieses Buches danke ich meiner Familie, meinen Freunden, Mayoori Buchhalter, Surdham Göb, Sigrid Bosmann, dem Küchenteam der Naturheilkundeklinik sowie den Patientinnen und Patienten.

In der Lehrküche der Klinik für Naturheilkunde entstanden viele Rezepte, die im Laufe der Jahre verfeinert und für diesen Ratgeber neu zusammengestellt wurden. Meinen Kolleginnen danke ich für Ideen und Anregungen, durch die das Buch vervollständigt werden konnte. Die Rezepte auf den Seiten 33 (Bananen-Currysuppe) und 69 (Zucchinipuffer) stammen von Sigrid Bosmann.

Die Erlöse aus dem Verkauf dieses Ratgebers kommen der Carstens-Stiftung : Natur und Medizin für die Erforschung von Naturheilkunde zugute.

Carstens-Stiftung : Natur und Medizin
Erforschen. Erklären. Erleben

Ob Pflanzenheilkunde, Akupunktur, Homöopathie oder Blutegeltherapie – die Komplementärmedizin ist sehr vielseitig.

Wichtig ist dabei die Frage, welches Therapieverfahren bei welchen Krankheiten helfen kann. Antworten gibt die Carstens-Stiftung : Natur und Medizin. Die Stiftung mit Sitz in Essen setzt sich bereits seit über dreißig Jahren dafür ein, dass Naturheilkunde und Homöopathie in der Medizin stärker verankert werden.

Die Carstens-Stiftung : Natur und Medizin ist auf Ihre Unterstützung angewiesen: Werden Sie Mitglied, spenden Sie für die Komplementärmedizin, empfehlen Sie uns weiter!

Ihren Auftrag, Forschungsarbeiten zu veröffentlichen und die Ergebnisse verständlich aufzubereiten, nimmt die Carstens-Stiftung : Natur und Medizin ernst: Nur so kann die Bevölkerung fundiert über die Möglichkeiten der Komplementärmedizin informiert werden. Mit der Gründung des KVC Verlages im Jahr 1998 wurde ein individuelles Profil für die Veröffentlichungen geschaffen (www. kvc-verlag.de).

Mit Ihren Spenden fördern wir Forschung, beziehen Stellung und beraten Patienten unabhängig. Mitglieder erhalten zudem sechsmal im Jahr unsere Mitgliederzeitschrift mit spannenden Themen aus der Komplementärmedizin. Als besondere Leistung bieten wir Mitgliedern ein exklusives Ratgeberangebot an.

Helfen Sie mit, Naturheilkunde und Homöopathie zu fördern und zu erhalten!

Weitere Informationen erhalten Sie unter:
Carstens-Stiftung : Natur und Medizin, Am Deimelsberg 36, 45276 Essen, Tel: 0201/56305 70, www.naturundmedizin.de | www.carstens-stiftung.de